前列腺癌磁共振成像

主　　编　王建业　陈　敏
执行主编　李春媚
副 主 编　王　良　刘　明　沈钧康
编　　者　（按姓氏笔画排序）
　　　　　王　良　首都医科大学附属北京友谊医院放射科
　　　　　王建业　北京医院泌尿外科
　　　　　方俊华　枝江市中医医院放射科
　　　　　刘　明　北京医院泌尿外科
　　　　　李春媚　北京医院放射科
　　　　　李秋白　爱荷华大学医院放射科
　　　　　李飒英　北京医院放射科
　　　　　李高峰　北京医院放疗科
　　　　　沈钧康　苏州大学附属第二医院影像诊断科
　　　　　张　伟　北京医院病理科
　　　　　张　晨　北京医院放射科
　　　　　陈　敏　北京医院放射科
　　　　　赵文露　苏州大学附属第二医院影像诊断科
　　　　　钟秋子　北京医院放疗科
编写秘书　崔亚东

人民卫生出版社
·北　京·

版权所有，侵权必究！

图书在版编目（CIP）数据

前列腺癌磁共振成像/王建业，陈敏主编．—北京：人民卫生出版社，2021.8

ISBN 978-7-117-31950-8

Ⅰ．①前… Ⅱ．①王…②陈… Ⅲ．①前列腺疾病－癌－核磁共振成像 Ⅳ．①R737.250.4

中国版本图书馆CIP数据核字（2021）第162299号

| 人卫智网 | www.ipmph.com | 医学教育、学术、考试、健康，购书智慧智能综合服务平台 |
| 人卫官网 | www.pmph.com | 人卫官方资讯发布平台 |

前列腺癌磁共振成像
Qianliexian'ai Cigongzhen Chengxiang

主　　编：王建业　陈　敏
出版发行：人民卫生出版社（中继线 010-59780011）
地　　址：北京市朝阳区潘家园南里19号
邮　　编：100021
E - mail：pmph @ pmph.com
购书热线：010-59787592　010-59787584　010-65264830
印　　刷：廊坊一二〇六印刷厂
经　　销：新华书店
开　　本：787×1092　1/16　印张：10
字　　数：195千字
版　　次：2021年8月第1版
印　　次：2021年9月第1次印刷
标准书号：ISBN 978-7-117-31950-8
定　　价：120.00元

打击盗版举报电话：010-59787491　E-mail：WQ @ pmph.com
质量问题联系电话：010-59787234　E-mail：zhiliang @ pmph.com

前　言

目前，磁共振成像是前列腺癌诊断和评估的最佳影像学技术，在前列腺癌诊断、分期、穿刺、治疗方式的选择以及治疗评估等方面均起着重要作用。对前列腺癌磁共振成像的相关内容进行系统掌握，无论对于影像科医师，还是泌尿外科医师，都尤为重要。目前国内关于前列腺癌磁共振成像的书籍多由影像科医师编写，主要从影像科角度进行介绍，缺乏对前列腺癌磁共振成像临床和影像两方面综合介绍的书籍，不利于医师全面、系统地掌握前列腺癌磁共振成像。有鉴于此，我们召集了国内知名的泌尿外科医师、影像科医师、放疗科医师以及病理科医师，对前列腺癌磁共振成像以及相关内容进行了系统而深入的介绍，内容涵盖前列腺癌磁共振成像的各个方面，包括前列腺癌磁共振成像技术、前列腺癌诊断、前列腺癌分期、前列腺影像报告和数据系统解读、磁共振相关前列腺穿刺技术，以及前列腺癌治疗后磁共振成像评估等内容，并且加入了与影像关系密切的病理方面以及治疗方面的介绍。通过本书的阅读，可以对前列腺癌磁共振成像建立系统而全面的认识，有助于零基础者在前列腺癌磁共振成像方面建立初步的全方面的了解，也有助于在前列腺癌磁共振成像方面已有一定基础的读者进一步加深和拓宽对该领域的理解。

本书编写的过程中，得到了包括泌尿外科医师、影像科医师、放疗科医师以及病理科医师在内的编者团队的大力支持，书稿几经修改，终于完成，感谢每一位编者在本书编写过程中所付出的努力，同时也感谢北京医院出版基金对本书的支持。

王建业　陈　敏

2021 年 8 月

目　　录

第一章　前列腺磁共振成像技术 ... 1

第一节　前列腺磁共振成像临床扫描方案 ... 1
一、前列腺常规扫描 ... 1
二、磁共振波谱成像 ... 4

第二节　前列腺磁共振成像新技术介绍 ... 5
一、DWI 不同模型 ... 5
二、DCE-MRI 定量分析 ... 9
三、磁共振弹力成像 ... 9

第二章　前列腺癌病理学基础 ... 13

第一节　前列腺癌的病理形态学特征 ... 13
第二节　前列腺癌的 Gleason 评分系统 ... 13
第三节　前列腺癌的免疫组织化学特点 ... 16
第四节　前列腺癌的组织学亚型及变异型 ... 18
第五节　影响前列腺癌预后的病理指标 ... 20

第三章　前列腺癌磁共振成像诊断 ... 22

第一节　正常前列腺磁共振成像表现 ... 22
一、正常前列腺 MRI 表现 ... 22
二、前列腺邻近结构 MRI 表现 ... 29

第二节　前列腺癌磁共振成像表现 ·· 30

　　一、前列腺癌概述 ··· 30

　　二、前列腺癌诊断流程 ··· 32

　　三、mpMRI 对前列腺癌的诊断与评估 ································ 39

　　四、鉴别诊断 ··· 45

第四章　前列腺影像报告和数据系统（PI-RADS）解读 ············ 52

第一节　PI-RADS v1 介绍与解读 ··· 52

　　一、MRI 设备 ··· 52

　　二、3.0 T 成像 ·· 52

　　三、MRI 在前列腺癌患者的临床应用 ································· 53

　　四、PI-RADS v1 图像采集协议（最低要求） ······················· 53

　　五、PI-RADS v1 分类评分标准 ·· 55

　　六、PI-RADS v1 中 T_2WI 的应用及评分标准 ····················· 55

　　七、PI-RADS v1 中 DWI 的应用及评分标准 ······················· 57

　　八、PI-RADS v1 中 DCE-MRI 的应用及评分标准 ··············· 58

　　九、PI-RADS v1 中 MRS 的应用及评分标准 ······················· 59

　　十、PI-RADS v1 中前列腺外病灶的评分标准 ····················· 60

　　十一、PI-RADS v1 在国内临床中的应用、局限性及展望 ···· 60

第二节　PI-RADS v2 介绍与解读 ··· 61

　　一、前列腺 MRI 检查要求 ·· 62

　　二、PI-RADS v2 分类评分标准 ·· 63

　　三、PI-RADS v2 中 T_2WI 应用分类标准 ··························· 66

　　四、PI-RADS v2 中 DWI 应用分类标准 ······························ 67

　　五、PI-RADS v2 中 DCE-MRI 应用分类标准 ······················ 68

　　六、MRI 分期 ··· 70

　　七、PI-RADS v2 在国内的临床应用、局限性及展望 ··········· 70

第三节　PI-RADS v1 与 PI-RADS v2 比较 ··· 71
一、PI-RADS 分类评分标准 ·· 72
二、前列腺 MRI 检查要求 ·· 73
三、前列腺 MRI 扫描技术参数要求 ·· 73
四、PI-RADS 的 T$_2$WI 分类评分标准 ··· 74
五、PI-RADS 的 DWI 分类评分标准 ·· 76
六、PI-RADS 的 DCE-MRI 分类评分标准 ·· 77
七、PI-RADS 应用注意事项 ··· 79

第四节　PI-RADS v2.1 与 PI-RADS v2 比较 ··· 81
一、PI-RADS 分类评分标准 ·· 81
二、前列腺 MRI 检查要求 ·· 83
三、PI-RADS 中移行带的分类评分标准 ·· 83

第五章　磁共振成像在前列腺癌分期的应用 ··· 89
一、MRI 对 T 分期的评估 ·· 92
二、MRI 对 N 分期的评估 ·· 100
三、MRI 对 M 分期的评估 ··· 102

第六章　磁共振引导前列腺穿刺活检 ··· 109

第一节　概述 ·· 109

第二节　MRI 直接定位引导前列腺穿刺活检 ·· 110
一、MRI 直接定位引导穿刺活检流程 ·· 110
二、MRI 直接定位引导穿刺活检与系统性 TRUS 活检的比较 ··· 113
三、优势和局限性 ·· 113
四、机器人辅助 MRI 直接定位引导穿刺活检 ·· 113

第三节　MRI-TRUS 融合前列腺穿刺活检 ·· 114

一、MRI-TRUS 融合前列腺穿刺流程 ……………………………………………… 114

　　二、MRI-TRUS 融合前列腺穿刺的应用价值 …………………………………… 115

　　三、MRI-TRUS 融合前列腺穿刺与系统性 TRUS 穿刺活检的比较 …………… 116

　　四、局限性及展望 …………………………………………………………………… 117

第四节　MRI 靶向前列腺穿刺活检不同穿刺方式的比较 ……………………………… 118

　　一、认知融合（视觉模拟）穿刺 ……………………………………………………… 118

　　二、MRI 直接定位引导穿刺 ………………………………………………………… 118

　　三、MRI-TRUS 融合穿刺 …………………………………………………………… 119

第七章　磁共振成像在前列腺癌治疗中的应用 …………………………………………… 121

第一节　磁共振成像在前列腺癌主动监测中的应用 …………………………………… 121

　　一、前列腺癌主动监测介绍 ………………………………………………………… 121

　　二、mpMRI 在主动监测中的应用 …………………………………………………… 121

第二节　以磁共振成像为基础的局灶治疗 ……………………………………………… 124

　　一、前列腺癌局灶治疗发展概述 …………………………………………………… 124

　　二、局灶治疗适应证的选择 ………………………………………………………… 125

　　三、以 MRI 为基础的局灶治疗方式 ………………………………………………… 125

　　四、局灶治疗效果评价及术后随访 ………………………………………………… 128

　　五、总结 ……………………………………………………………………………… 129

第三节　治愈性治疗术后复发评估 ……………………………………………………… 129

　　一、前列腺癌根治术后生化复发 …………………………………………………… 129

　　二、前列腺癌根治性放疗评估 ……………………………………………………… 130

第八章　磁共振成像在前列腺癌疗效评估中的应用 ……………………………………… 136

第一节　概述 ……………………………………………………………………………… 136

第二节　前列腺癌主动监测中磁共振成像评估 ………………………………………… 137

第三节 前列腺癌根治术后磁共振成像评估 ·· 138

第四节 前列腺癌外放射治疗及近距离照射治疗后磁共振成像评估 ················ 140

第五节 前列腺癌内分泌治疗后磁共振成像评估 ·· 143

登录中华临床影像库步骤 ·· 147

第一章

前列腺磁共振成像技术

第一节 前列腺磁共振成像临床扫描方案

一、前列腺常规扫描

前列腺常规扫描，目前包括 T_2 加权成像（T_2-weighted imaging，T_2WI）、T_1 加权成像（T_1-weighted imaging，T_1WI）、扩散加权成像（diffusion-weighted imaging，DWI）、磁共振动态对比增强（dynamic contrast-enhanced MRI，DCE-MRI）多参数扫描。

（一）检查准备

1. 线圈选择　多通道的表面相控阵线圈，如 Torso 表面线圈或 Cardiac 表面线圈。
2. 患者体位　仰卧位，足先进，双手置于胸部，人体长轴与床面长轴一致。
3. 体表定位　耻骨联合在线圈的横向连线水平并与"十字"定位灯的横向连线在同一水平；盆部正中矢状线对准"十字"定位灯的纵向连线；"十字"定位灯对准线圈的"十字线"。
4. 患者配合　一般要求患者安静躺于检查床上。
5. 辅助优化技术　流动补偿，在成像层面上下加预饱和带。

（二）MRI 平扫

1. 定位像及扫描范围　三平面定位像或冠状面定位像，包含全盆腔。
2. 检查方位
(1) 基本检查方位：横断面、冠状面、矢状面。
(2) 辅助检查方位：无。
3. 扫描基准
(1) 矢状面扫描：在横断面和冠状面定位像上定位，平行于前列腺长轴。
(2) 冠状面扫描：在横断面和矢状面定位像上定位，平行于前列腺长轴。

(3)横断面扫描:在矢状面和冠状面定位像上定位,垂直于前列腺长轴。

4. 扫描范围

(1)横断面:上下包括前列腺、精囊腺及周围脂肪。

(2)冠状面:包括全盆腔,盆底到腰4/5间隙。

(3)矢状面:包括全盆腔,盆底到腰4/5间隙。

5. 检查序列及成像参数

(1)基本检查序列:矢状面 T_2WI,冠状面 T_2WI,横断面 T_2WI,横断面 T_2WI 脂肪抑制,横断面 T_1WI,横断面 DWI。

(2)辅助检查序列:磁共振波谱(magnetic resonance spectroscopy,MRS),矢状面和冠状面 T_2WI 脂肪抑制为可选项。

(3)成像参数:考虑到场强的不同,参数会有较大差异,表 1-1-1 和表 1-1-2 分别给出 3.0 T 和 1.5 T 场强下的参数,注意此为适用于中国大部分地区的参数设置,与前列腺影像报告和数据系统(prostate imaging reporting and data system,PI-RADS)的参数设置存在差异,如条件允许,DWI 建议小视野。

表 1-1-1　3.0 T 场强平扫扫描参数

检查序列名称及推荐成像参数选择	方位	重复时间/ms	回波时间/ms	层厚/mm	层数	扫描野/mm	采集次数	相位编码
扫描定位像	三平面							
T_2WI	矢状面	6 880	100~120	3	20~24	260~300	1	前后
T_2WI	冠状面	6 500	100~120	3	20~24	260~300	1	左右
T_2WI	横断面	6 750	100~120	3	20~24	160~240	1	左右
T_2WI 脂肪抑制	横断面	6 000~7 000	100~120	3	20~24	160~240	1	左右
T_1WI	横断面	800	10~20	5	20~26	260~360	2	左右
DWI(0~1 500s/mm²)	横断面	3 800	70	4	20~24	320~400	6	左右
T_2WI 脂肪抑制	矢状面	3 800~5 000	100~120	3	20~24	260~300	2	前后
T_2WI 脂肪抑制	冠状面	3 800~5 000	100~120	3	20~24	260~300	2	左右

6. 显示结构

(1)包括前列腺及精囊腺所有结构和所有病变范围。

(2)两侧对称结构应在同一层面显示。

(3)前列腺及精囊腺和盆腔淋巴结等清晰显示。

7. 检查要领

(1)使用合理扫描野,以减少成像时间。

表 1-1-2　1.5 T 场强平扫扫描参数

平扫检查序列名称及推荐成像参数选择	方位	重复时间/ms	回波时间/ms	层厚/mm	层数	扫描野/mm	采集次数	相位编码
扫描定位像	三平面							
T_2WI	矢状面	3 000～4 000	80～90	4～5	16～20	260～300	2	前后
T_2WI	冠状面	3 000～4 000	80～90	4～5	16～20	260～300	2	左右
T_2WI	横断面	3 000～4 000	90～100	4～5	16～20	160～240	4	左右
T_2WI 脂肪抑制	横断面	3 000～4 000	80～90	4～5	16～20	160～240	4	左右
T_1WI	横断面	400～500	10～20	4～5	16～24	260～360	2	左右
DWI（0～1 000s/mm²）	横断面	4 000	60	5	16～20	320～400	8	左右
T_2WI 脂肪抑制	矢状面	3 000～4 000	80～90	4～5	16～20	260～300	4	前后
T_2WI 脂肪抑制	冠状面	3 000～4 000	80～90	4～5	16～20	260～300	4	左右

（2）检查前请告知患者扫描时间及扫描中会出现较大噪音、受检者需闭眼、保持静止不动。

（三）MRI 增强扫描

1．至少在平扫横断面 T_2WI、T_1WI 序列影像基础上，继续进行增强扫描。

2．检查准备、定位像及扫描范围、扫描基准、显示结构、检查要领同平扫。

3．检查方位

（1）增强扫描方位：前列腺及精囊腺病变行最佳观察方位的 DCE-MRI 检查。

（2）辅助检查方位：其余两个方位。

4．检查序列及成像参数

（1）增强扫描序列：3D 动态增强扫描（最佳观察方位，多为横断面）。

（2）辅助检查序列：其余两个方位 T_1WI 脂肪抑制。

（3）成像参数：考虑到场强的不同，参数会有较大差异，表 1-1-3 和表 1-1-4 分别给出 3.0 T 和 1.5 T 场强下的参数。

表 1-1-3　3.0 T 场强增强扫描参数

增强检查序列名称及推荐成像参数	方位	重复时间/ms	回波时间/ms	层厚/mm	层数	扫描野/mm	采集次数	相位编码
扫描定位像	三平面							
三维容积 T_1WI 脂肪抑制梯度回波	横断面	4.09	1.39	3.5～4	80	240～320	1	前后
快速 T_1WI 脂肪抑制	横断面	160	2.2	3	20～24	320～400	1	左右
快速 T_1WI 脂肪抑制	冠状面	160	2.2	3	20～24	320～400	1	左右
快速 T_1WI 脂肪抑制	矢状面	160	2.2	3	20～24	320～400	1	前后

表 1-1-4　1.5 T 场强增强扫描参数

增强检查序列名称及推荐成像参数	方位	重复时间/ms	回波时间/ms	层厚/mm	层数	扫描野/mm	采集次数	相位编码
扫描定位像	三平面							
三维容积 T_1WI 脂肪抑制梯度回波	横断面	2.9	1.4	4～5	80	380～400	1	前后
快速 T_1WI 脂肪抑制	横断面	160	2.2	4～5	16～20	320～400	1	左右
快速 T_1WI 脂肪抑制	冠状面	160	2.2	4～5	16～20	320～400	1	左右
快速 T_1WI 脂肪抑制	矢状面	160	2.2	4～5	16～20	320～400	1	前后

5. 对比剂用法用量

（1）剂量：0.1～0.2mmol/kg。

（2）注射速率：2～3ml/s 团注。

（3）盐水冲刷：剂量 20ml，冲刷速率 2～3ml/s。

二、磁共振波谱成像

在行前列腺波谱（^{1}H-MRS）扫描前，须先完成前列腺 MRI 常规检查，MRI 常规检查是行 MRS 检查的基础。

（一）检查前肠道准备

1．前列腺波谱检查前应该进行肠道准备，检查前一日进食少渣饮食并口服缓泻药，以保证检查时直肠内清洁。

2．线圈选择　多通道的表面相控阵线圈，如 Torso 表面线圈或 Cardiac 表面线圈。直肠内线圈（endorectal coil，ERC）近年来已经很少使用。

（二）MRS 扫描

1．不同厂家均有专用 MRS 序列，它们可分为 2D、3D 以及单体素、多体素，但推荐使用 3D 多体素 PROSE 序列。

2．在 MRS 扫描序列设定时，为保证扫描质量，用三个平面设定扫描计划方案时，建议使用 T_2WI 脂肪抑制序列的矢状面、冠状面、横断面图像。

3．扫描方位为横断面。

4．饱和带设定　为消除前列腺周围脂肪和直肠内气体的影响，横断面定位像在兴趣区边缘施加饱和带；矢状面定位像在兴趣区前后、上下边缘施加饱和带。不同厂家可施加的饱和带数量为 4～8 条。

（三）数据分析

MRS 扫描结束后，扫描结果必须使用设备自带的后处理软件对扫描数据进行后处理。前列腺 MRS 的数据可定性和半定量。

定性分析为评价谱线中枸橼酸盐（citrate, Cit）峰和胆碱（choline, Cho）与肌酐（creatine, Cre）（Cho + Cre）峰的相对高低，较为主观。

半定量分析为计算 Cit 峰和（Cho + Cre）峰之间峰下方面积的比值，此为较为客观常用的评价方式。

（张　晨）

第二节　前列腺磁共振成像新技术介绍

目前，磁共振成像是前列腺癌诊断和评估的最佳影像学技术，但常规磁共振成像的准确性仍未能令人满意。因此，多种功能性成像方法被开发，以期提高前列腺癌的诊断和评估效能。本节将对应用较为广泛的几种新技术进行简要介绍。

一、DWI 不同模型

目前，对于 DWI 已提出了许多函数模型，除了临床最广泛使用的单指数模型（mono-exponential model, MEM），还有体素内不相干运动（intravoxel incoherent motion, IVIM）模型、拉伸指数模型（stretched-exponential model, SEM）、扩散峰度（diffusion kurtosis imaging, DKI）模型以及将 DKI 模型与 IVIM 模型相结合的体素内不相干运动-峰度（diffusion kurtosis imaging incorporation into intravoxel incoherent motion, IVIM-Kurtosis）模型，这些不同的函数模型为前列腺癌的诊断和评估提供了更多的参数信息。

IVIM 模型是一种双指数模型，由 Le Bihan 等在 1988 年提出，能够同时反映组织本身水分子的扩散情况和组织中微循环灌注情况，其公式为：

$$S/S0 = (1-f)\exp(-bD) + f\exp(-bD^*)$$

其中 S 为信号强度，S0 为 $b=0$ 时的信号强度，f 为灌注分数（perfusion fraction, f），D^* 为与 IVIM 效应相关的假扩散系数（pseudodiffusion coefficient, D^*），D 为真实扩散系数（pure molecular diffusion coefficient, D）。其优势在于在获取扩散信息的同时可以额外获取组织的灌注信息，从扩散和灌注两方面同时关注肿瘤的特点。图 1-2-1 为应用 IVIM 模型成像的示例。既往研究认为前列腺癌的 D 值较非前列腺癌低，且与 Gleason 评分相关，但 D^* 和 f 值的研究结果存在较大差异。该模型局限性包括：相关研究结果本身存在一定争议，且 IVIM 模型可重复性相比其他模型较差；相对 MEM，扫描时间较长且后处理相对复杂。今后还需进一步完善、规范、优化扫描参数，尤其在 b 值的选择方面，从而进一步改善 IVIM 模型本身的不足。

SEM 模型由 Bennett 等在 2003 年提出，他们认为 SEM 更适合异质性较大的组织，能更好反映组织体素内扩散率，其公式为：

$$S/S0 = exp(-b\,DDC)^\alpha$$

其中 DDC（distribution diffusion coefficient）为分布扩散系数，α 为拉伸指数，范围 0 到 1，反映体素内水分子扩散的异质性。与 MEM 和 IVIM 相比，SEM 优势在于理论上能够更为真实地反映组织内水分子扩散情况，更加适用于异质性较大的前列腺癌组织，且较 MEM 可以提供更多的信息。目前部分研究表明 SEM 可以用于前列腺癌的检出和评估，具有潜在的临床应用价值。但是目前关于 SEM 模型的研究相对较少，今后仍需更多大规模的研究来探索 SEM 模型的价值。

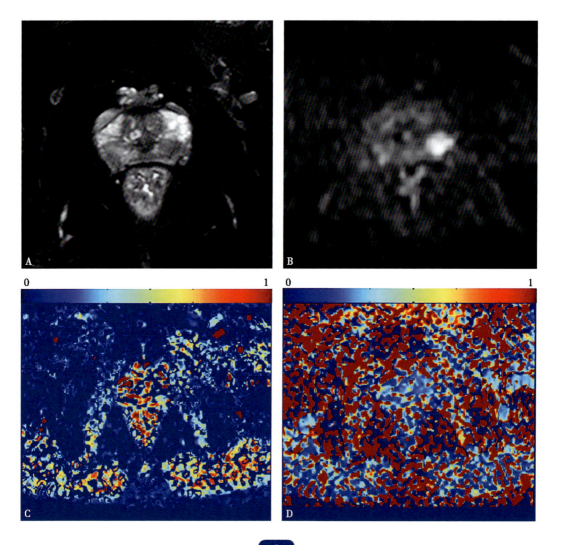

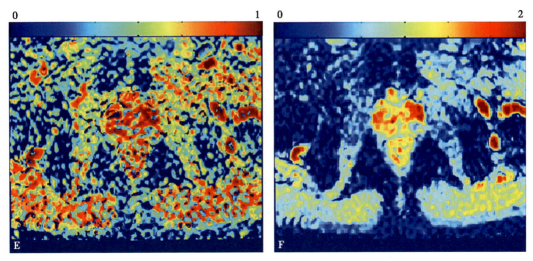

图 1-2-1　前列腺癌患者 IVIM 参数图

69 岁前列腺癌患者，血清前列腺特异性抗原（prostate specific antigen，PSA）水平为 7.062μg/L，外周带（peripheral zone，PZ）4～5 点钟方向前列腺癌病灶，Gleason 评分为 3＋4，A. 横断面 T_2WI，病变呈低信号；B. 横断面 DWI，病变呈明显高信号；C. D 图；D. D^* 图；E. f 图；F. ADC 图，病灶 D^* 值高于周围正常组织，其余各参数值低于周围正常组织

DKI 模型由 Jensen 等在 2005 年首次提出，其公式为：

$$S/S0 = exp(-b \times D + b^2 \times D^2 \times K/6)$$

其中 D 为非高斯模型校正后表观扩散系数（apparent diffusion coefficient，D），K 为表观峰度系数（apparent kurtosis coefficient，K）。DKI 模型采用的扩散敏感梯度方向数更多，可以更好地反映组织的微观结构和不均质性。图 1-2-2 为前列腺癌患者 DKI 参数图。DKI 的参数 K 值及 D 值有助于诊断与鉴别前列腺癌，且多数研究者认为 DKI 比常规 DWI 在鉴别前列腺癌与良性病变及对前列腺癌的分级中具有更大价值。但鉴于目前研究结果还存在不一致之处，尚需扩大样本量进行深入研究证实结论。

DKI 模型在选取高 b 值时可以更好地反映组织内水分子的非高斯扩散，而 IVIM 在选取低 b 值时可以反映组织灌注情况，这两种模型涵盖了扩散的不同方面，因此又提出了将二者结合的 IVIM-Kurtosis 模型，可以更好地同时描述组织内的扩散与灌注情况。与传统的 IVIM 方法相比，IVIM-Kurtosis 模型可以更好地拟合测量信号的衰减曲线。其计算公式为：

$$S/S0 = f \cdot exp(-b \cdot D^*) + (1-f) \cdot exp[-b \cdot D + (b \cdot D)^2 \cdot K/6]$$

其中 f 为灌注分数（perfusion fraction，f），D^* 是与 IVIM 效应相关的假扩散系数（pseudodiffusion coefficient，D^*），D 为真实扩散系数（pure molecular diffusion coefficient，D），K 为峰度系数（kurtosis，K）。目前 IVIM-Kurtosis 模型的相关临床研究仍处于起步阶段。

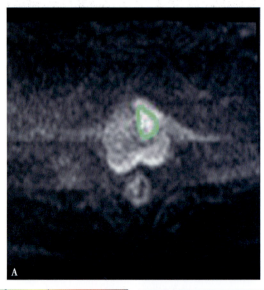
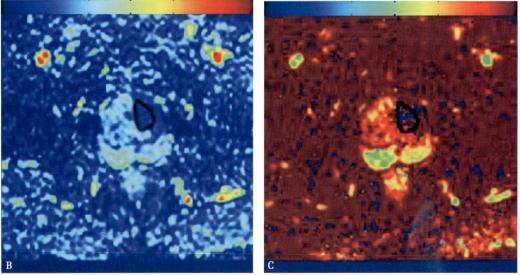

图 1-2-2　前列腺癌患者 DKI 参数图

76 岁前列腺癌患者，血清 PSA 水平为 5.049μg/L，移行带（transitional zone，TZ）左侧前列腺癌病灶，Gleason 评分 3+4，A. DWI，前列腺癌病灶呈高信号；B. D 图；C. K 图，前列腺癌病灶 D 值和 K 值低于周围正常组织

IVIM-Kurtosis 模型在肿瘤的诊断评估方面具有潜在的临床应用价值，在前列腺癌方面也有初步结果发表，可能成为未来研究的重要方向之一。与此同时，IVIM-Kurtosis 模型较为复杂，参数也较其他模型有所增多，图像质量较其他模型差，因此其参数选择与其稳定性及可重复性方面有待进一步论证。

二、DCE-MRI 定量分析

DCE-MRI 的量化分析方法包括半定量分析和定量分析。其中，定量分析最复杂的，需借助其他软件。双室药代动力学模型是最常用的，该方法不依赖于信号强度，而是依赖于肿瘤中钆的计算浓度，能够量化血管内和细胞外空间之间的对比剂交换。主要包括以下 3 个参数：转运常数（K^{trans}）、血管外细胞外间隙体积百分数（V_e）及速率常数（k_{ep}）。K^{trans} 代表单位时间内每单位体积组织中从血液进入血管外细胞外间隙的对比剂量，单位为 min^{-1}，它取决于单位体积的流量、渗透性及毛细血管的表面积。V_e 代表单位体积组织内血管外细胞外间隙的体积，取值介于 0 和 1 之间。理论上，这 3 个参数存在以下的数学关系：$k_{ep}=K^{trans}/V_e$。这些参数打破了半定量分析所存在的局限性，可直接反映组织生理学信息，在使用统一处理软件的前提下，这些参数具有恒定性，允许患者个体内、个体间及不同影像中心间进行比较。

近来有学者报道 DCE-MRI 有助于前列腺癌灶的检出和定位，目前比较一致的观点是前列腺癌 K^{trans} 值显著高于正常外周带，而前列腺癌与中央腺体的 K^{trans} 值是否存在差异，以及 k_{ep} 和 V_e 值是否有助于鉴别前列腺癌与正常前列腺组织，仍存在争议。参数与肿瘤分级、分期之间的关联需进一步验证。

DCE-MRI 定量分析的主要局限性包括：需进行复杂、费时的计算，肠蠕动等运动伪影会导致图像失真、质量降低；模型的选择至关重要，直接影响处理结果；时间分辨率要求很高，导致空间分辨率下降等。

三、磁共振弹力成像

人体内软组织的弹力特性与它们的组织结构和病理生理密切相关。几个世纪以来，触诊作为一种有价值的传统诊断手段在临床广泛应用，医生通过触摸感觉组织在外力作用下的形变反应来探测肿瘤或其他异常组织的存在。事实上触诊的依据是组织的另一个物理参数：弹力模量。不同组织的弹力模量变化范围远比上述其他的影像手段所利用的物理参数变化范围大，超过 4 个量级。基于这个原理，在近二十年来，发展了一系列弹力成像技术。磁共振弹力成像（magnetic resonance elastography，MRE）结合了磁共振成像的技术优势以及组织弹力变化范围广泛、灵敏度高的特点，是一种能直观显示和量化组织弹力的新型无创成像方法，近年来在临床得到越来越广泛的应用。

作为一种新的影像方法，MRE 能够非创伤性地评估组织弹力特性，超越了传统 MRI 仅依赖解剖信息对前列腺癌的诊断性评估，通过探查前列腺的弹力特征为临床提供前列腺疾病诊断和鉴别诊断的重要信息。研究发现，前列腺 MRE 能够可靠地探查到穿过体部深层并有其他组织遮盖的前列腺的压缩波，对施加到前列腺的这种压缩波的测量提示前列腺良恶性病变的机械特性之间存在着显著性差异。依据黏滞弹力度的差异，MRE能够将前列腺良恶性病变很好地区别开。硬度较高的前列腺病变为前列腺癌的可能性较大，应用MRE对外科手术切下的前列腺标本进行机械剪切波测量，MRE的测量结果与病理结果有较高的一致性。

（李春媚　崔亚东　姜雨薇　陈　敏）

参 考 文 献

1. Verma S, Choyke P L, Eberhardt S C, et al. The Current State of MR Imaging-targeted Biopsy Techniques for Detection of Prostate Cancer[J]. Radiology, 2017, 285（2）: 343-356.

2. Futterer J J, Verma S, Hambrock T, et al. High-risk prostate cancer: value of multi-modality 3T MRI-guided biopsies after previous negative biopsies[J]. Abdom Imaging, 2012, 37（5）: 892-896.

3. Zamecnik P, Schouten M G, Krafft A J, et al. Automated real-time needle-guide tracking for fast 3-T MR-guided transrectal prostate biopsy: a feasibility study[J]. Radiology, 2014, 273（3）: 879-886.

4. Tan N, Lin W C, Khoshnoodi P, et al. In-Bore 3-T MR-guided Transrectal Targeted Prostate Biopsy: Prostate Imaging Reporting and Data System Version 2-based Diagnostic Performance for Detection of Prostate Cancer[J]. Radiology, 2017, 283（1）: 130-139.

5. 刘冉录，张一然，徐勇. 多参数磁共振成像引导下前列腺靶向穿刺活检的临床应用进展[J]. 中华泌尿外科杂志, 2015, 36（07）: 555-558.

6. Hoeks C M, Schouten M G, Bomers J G, et al. Three-Tesla magnetic resonance-guided prostate biopsy in men with increased prostate-specific antigen and repeated, negative, random, systematic, transrectal ultrasound biopsies: detection of clinically significant prostate cancers[J]. Eur Urol, 2012, 62（5）: 902-909.

7. Siddiqui M M, Rais-Bahrami S, Turkbey B, et al. Comparison of MR/ultrasound fusion-guided biopsy with ultrasound-guided biopsy for the diagnosis of prostate cancer[J]. JAMA, 2015, 313（4）: 390-397.

8. Yakar D, Schouten M G, Bosboom D G, et al. Feasibility of a pneumatically actuated MR-compatible robot for transrectal prostate biopsy guidance[J]. Radiology, 2011, 260（1）: 241-247.

9. Quentin M, Blondin D, Arsov C, et al. Prospective evaluation of magnetic resonance imaging guided in-bore prostate biopsy versus systematic transrectal ultrasound guided prostate biopsy in biopsy naive men with elevated prostate specific antigen[J]. J Urol, 2014, 192（5）: 1374-1379.

10. Pokorny M R, de Rooij M, Duncan E, et al. Prospective study of diagnostic accuracy comparing prostate cancer detection by transrectal ultrasound-guided biopsy versus magnetic resonance（MR）imaging with subsequent MR-guided biopsy in men without previous prostate biopsies[J]. Eur Urol, 2014, 66（1）: 22-29.

11. Schimmoller L, Blondin D, Arsov C, et al. MRI-Guided In-Bore Biopsy: Differences Between Prostate

Cancer Detection and Localization in Primary and Secondary Biopsy Settings[J]. AJR Am J Roentgenol, 2016, 206（1）: 92-99.

12. 高芬, 孙锟, 汪登斌. MRI 与经直肠超声融合导航技术引导前列腺靶向穿刺研究. 放射学实践, 2017, 32（10）: 1067-1069.

13. 周智恩, 严维刚, 周毅. MRI- 超声融合引导下前列腺靶向穿刺活检的最新进展. 中华外科杂志, 2016, 54（10）: 792-796.

14. 汪维, 张青, 张冰. 多指数磁共振与经直肠超声图像融合靶向引导经会阴前列腺穿刺活检的初步研究. 中华超声影像学杂志, 2015,（9）: 793-796.

15. 罗福, 刘春晓. 三种磁共振辅助超声技术在前列腺穿刺活检中的现状分析. 养生保健指南, 2018,（25）: 20, 68.

16. 石明国. 放射师临床工作指南. 北京: 人民卫生出版社, 2013.

17. 石明国. 医用影像设备（CT/MR/DSA）成像原理与临床应用. 北京: 人民卫生出版社, 2013.

18. 全国卫生专业技术资格考试专家委员会. 2015 全国卫生专业技术资格考试指导——放射医学技术. 北京: 人民卫生出版社, 2014.

19. 中华放射学杂志前列腺疾病诊疗工作组, 中华放射学杂志编辑委员会. 前列腺癌 MRI 检查和诊断共识（第二版）. 中华放射学杂志, 2018, 52（10）: 743-750.

20. Le Bihan D, Breton E, Lallemand D, et al. MR imaging of intravoxel incoherent motions: application to diffusion and perfusion in neurologic disorders. Radiology, 1986, 161（2）: 401-407.

21. Valerio M, Zini C, Fierro D, et al. 3T multiparametric MRI of the prostate: Does intravoxel incoherent motion diffusion imaging have a role in the detection and stratification of prostate cancer in the peripheral zone?. Eur J Radiol, 2016, 85（4）: 790-794.

22. Pang Y, Turkbey B, Bernardo M, et al. Intravoxel incoherent motion MR imaging for prostate cancer: an evaluation of perfusion fraction and diffusion coefficient derived from different b-value combinations. Magn Reson Med, 2013, 69（2）: 553-562.

23. Shinmoto H, Tamura C, Soga S, et al. An intravoxel incoherent motion diffusion-weighted imaging study of prostate cancer. AJR Am J Roentgenol, 2012, 199（4）: W496-W500.

24. Bennett K M, Schmainda K M, Bennett R T, et al. Characterization of continuously distributed cortical water diffusion rates with a stretched-exponential model. Magn Reson Med, 2003, 50（4）: 727-734.

25. 陈雨菲, 何为, 刘剑羽. 拉伸指数和单指数模型 DWI 应用于前列腺癌和前列腺增生鉴别诊断的对照. 磁共振成像, 2019, 10（03）: 206-211.

26. Jensen J H, Helpern J A, Ramani A, et al. Diffusional kurtosis imaging: the quantification of non-gaussian water diffusion by means of magnetic resonance imaging. Magn Reson Med, 2005, 53（6）: 1432-1440.

27. Tamura C, Shinmoto H, Soga S, et al. Diffusion kurtosis imaging study of prostate cancer: preliminary

findings. J Magn Reson Imaging, 2014, 40(3): 723-729.

28. Wurnig M C, Kenkel D, Filli L, et al. A Standardized Parameter-Free Algorithm for Combined Intravoxel Incoherent Motion and Diffusion Kurtosis Analysis of Diffusion Imaging Data. Invest Radiol, 2016, 51(3): 203-210.

29. Berman R M, Brown A M, Chang S D, et al. DCE MRI of prostate cancer. Abdom Radiol(NY), 2016, 41(5): 844-853.

30. 李春媚, 陈敏, 李飒英. 前列腺癌 MR 动态增强扫描定量分析及其应用. 中华放射学杂志, 2011, 45(5): 508-510.

31. Chopra R, Arani A, Huang Y, et al. In vivo MR elastography of the prostate gland using a transurethral actuator. Magn Reson Med, 2009, 62(3): 665-671.

32. Miyanaga N, Akaza H, Yamakawa M, et al. Tissue elasticity imaging for diagnosis of prostate cancer: a preliminary report. Int J Urol, 2006, 13(12): 1514-1518.

33. 陈敏, 李飒英, 王文超. MR 弹力成像在前列腺疾病诊断中的初步临床研究. 中华放射学杂志, 2010, 44(08): 816-818.

第二章

前列腺癌病理学基础

第一节 前列腺癌的病理形态学特征

McNeal 将前列腺分为外周带、中央带、移行带及尿道周区、前纤维肌基质带（anterior fibromuscular stroma，AS），各个分区的组织形态有所不同，且好发的病变也不同。前列腺癌多好发于外周带，占所有肿瘤的 75%～80%，进展期病变可能会累及移行带及中央带，并可能扩散至前列腺外。少部分肿瘤可起始于移行带，原发于中央带的前列腺癌罕见。前列腺导管腺癌发生于尿道周区，并向周围组织扩散。

绝大多数前列腺癌（85%～90%）为多灶性的，平均有 2～3 个独立的病灶。即使是体积较小的癌，也常呈多灶性分布。一般认为，这是多中心起源而并非前列腺内的肿瘤播散。前列腺癌的病灶通常不形成境界清楚的结节，肉眼观察不易辨认。肉眼能识别的多为一些较大的癌灶，且多呈结节状，呈灰白或灰黄色，切面实性，缺乏前列腺良性增生结节的海绵状孔隙。但这种肉眼改变往往是非特异性的，因此，通过肉眼观察来判断前列腺癌病灶是非常困难的。

第二节 前列腺癌的 Gleason 评分系统

Gleason 评分系统是 Donald F. Gleason 在 20 世纪 70 年代提出的，有较好的重复性与预后的相关性，已经被全球广泛接受和使用。WHO 已将此方法作为判断前列腺癌分化程度的标准推荐使用，国内也已广泛熟知和使用。

Gleason 评分系统完全基于肿瘤的结构模式，从分化最好（1 分）至分化最差（5 分）分为 5 个等级。并且以主要结构与次要结构的总和作为分级，而不是将最差的结构定为癌的分级。如果肿瘤只有一种组织学模式，则用相同的数字重复相加。Gleason 评分总分从 2（1+1）到 10（5+5）。

Gleason 评分 1 分：特点是镜下形成界限清楚的肿瘤结节，对周围前列腺组织无明显浸润。结节由密集排列的、互不融合的腺体构成，腺腔由单层腺上皮构成，缺乏基底细胞。腺体形态较均一，中等大小，腔面圆滑。Gleason 1 分的癌十分罕见，早期诊断的 1 分肿瘤多被证实是腺病，因为没有广泛使用免疫组织化学而误诊，与正常前列腺腺体相似而难以诊断。

Gleason 评分 2 分：肿瘤由中等大小的腺体构成，腺体大小程度不一，排列较疏松，有一定的异型性。癌性腺体形成的结节边界大致清楚，可有向周围正常组织的微小浸润。

Gleason 评分 3 分（图 2-2-1）：浸润性生长为主要特点，癌组织浸润周围的正常腺体、平滑肌和纤维性间质，肿瘤的巢状结构界限不清晰，肿瘤性腺体的异型性也较明显，多呈较密集的小腺体，可伴有大的、不规则的腺体。大部分均可分辨单个的腺管结构，少部分可以形成乳头状结构。是前列腺癌中最常见的分级。

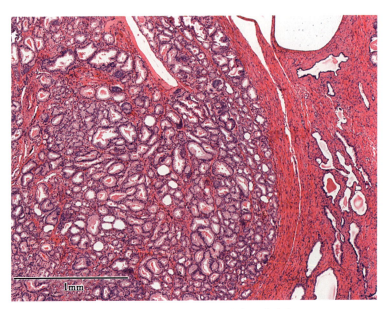

图 2-2-1　Gleason 评分 3 分前列腺腺癌
前列腺癌组织呈密集的小腺体，浸润至周围的正常腺体

Gleason 评分 4 分（图 2-2-2）：肿瘤组织表现为腺体结构形成不良、腺体融合及筛状结构。筛状结构呈大而不规则的片状，边缘不整，其内的腺管紧密排列，一些腺体可共壁，融合成筛状结构。肾小球样结构归为 4 分。Gleason 4 分的癌为低分化肿瘤。

Gleason 评分 5 分（图 2-2-3）：癌组织明显分化很差，几乎完全无腺腔结构，肿瘤细胞形成实性巢状、单行排列的条索状、浸润在间质中的单个细胞等的排列方式。在较大的癌巢中心常伴有坏死，形成粉刺样坏死。产生黏液的低分化肿瘤细胞可呈印戒样细胞。

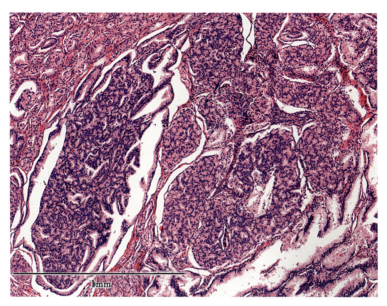

图 2-2-2　Gleason 评分 4 分前列腺腺癌

前列腺癌组织腺体共壁融合，形成筛状结构

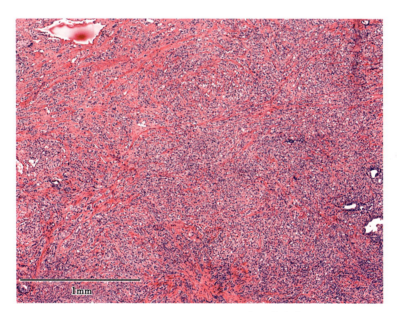

图 2-2-3　Gleason 评分 5 分前列腺腺癌

前列腺癌组织分化差，不形成腺样结构，呈单行排列或单个细胞浸润于间质中

对前列腺癌进行 Gleason 评分时，要观察癌组织中不同分级所占的比例，将所占比例最大和其次的两个级别 Gleason 分数相加即为该例前列腺癌的组织学总计分。例如：在一例肿瘤中以 Gleason 评分 3 分最多，其次为 Gleason 评分 4 分，评分为 3+4=7。若为

单纯某级的癌时则该级数连用两次,如 4+4=8。病理诊断前列腺癌的总分范围是 2~10 分,即从 1+1 到 5+5。

Gleason 评分系统在过去几十年中不断地发展和改良。根据 2014 年的标准,Gleason 评分 3 分结构中不再有筛状腺体。Gleason 评分 4 分结构包括筛状腺体、肾小球样结构、"融合腺体"和形成不良的腺体。Gleason 评分 5 分结构的癌缺乏腺体形成,由实性片状、伴粉刺状坏死的筛状腺体和类似乳腺小叶癌的单个浸润细胞组成。Gleason 评分 1 分和 2 分已经很少诊断,至少在穿刺活检中已经不再诊断。

对于癌组织出现有第三种组织类型时,若最少的类型是低级别可忽略不计,若最少的类型是高级别,则应报告并将其放至第二位,例如:在一例肿瘤中按所占比例排列的评分是 3 分、4 分和 5 分,在报总分时选用 3+5,这种方法可以显示出肿瘤中最多部分的评分和最高恶性程度的评分。即便最小的成分所占比例小于 5%,在穿刺标本中仍应继续采用最多加上最高的原则。但在根治术标本中,小于 5% 的局灶 5 分肿瘤不计入总分,但要求在报告中提及,例如:Gleason 评分 3+4=7 分,局灶有高级别成分。

最近,Gleason 评分的分级分组系统已被广泛地推广和使用,这是一个能更好地报告 Gleason 评分级别的方法。分级分组从 1 到 5,低风险肿瘤(Gleason 评分 3+3=6 分)为 1 组。3+4=7 和 4+3=7,分别分为 2 组和 3 组。Gleason 评分为 8 分的分为 4 组。Gleason 评分为 9~10 分的分为 5 组。这个新系统能更准确地进行等级分层,而且分类简化为 5 组。2014 年 WHO/国际泌尿病理学会(International Society of Urological Pathology,ISUP)关于 Gleason 评分的修订版推荐在病理报告中采用该系统。

经过内分泌治疗或放疗后,前列腺癌形态会有所变化,表现为腺体组织的萎缩、鳞化和空泡化,肿瘤减少或消失,肿瘤性腺体上皮萎缩变形,细胞增大,明显空泡变性,细胞质透明。肿瘤细胞排列拥挤,不规则,细胞核出现各种异型。因形态变异,不再适用 Gleason 评分系统,一般建议对治疗后形态有变化的肿瘤组织不做 Gleason 评分,仅可对肿瘤消退、组织反应等进行评级,以评估治疗效果。

第三节　前列腺癌的免疫组织化学特点

免疫组织化学是常规病理工作中非常有价值的诊断工具,可以选择不同类型的抗体对病变标本进行标记来辅助诊断。特别是针对穿刺活检中小癌灶的鉴定和困难病例的鉴别诊断。但是对免疫组织化学的解释必须是在组织形态学、影像学检查和临床表现的支持下完成。过度依赖免疫组织化学检查,甚至用免疫表型来对前列腺癌进行盲筛是相当危险的,也是完全不可取的。

前列腺血清酸性磷酸酶(prostatic-specific acid phosphatase,PSAP)和前列腺特异性抗原(prostate-specific antigen,PSA)是常规工作中常用的两个前列腺上皮标志物,它们是前列腺上皮特异性抗原,阳性部位在腺上皮细胞的细胞质内。它们不能区分前列腺的良性和恶性病变,但在鉴定前列腺起源的转移性肿瘤中具有重要意义。NKX3.1 具有比 PSA 和 PSAP 更高的灵敏度和特异性,而且阳性部位是前列腺腺上皮细胞的细胞核,是较为理想的前列腺上皮标志物。前列腺特异性膜抗原(prostate specific membrane antigen,PSMA)是一种膜结合糖蛋白,在所有类型的前列腺腺癌中表达。而且从良性上皮到高级上皮内瘤变(prostatic intraepithelial neoplasia,PIN)到腺癌,其表达逐渐增强。

α- 甲基酰基 -CoA 消旋酶(alpha-methylacyl-coa racemase,AMACR)是前列腺腺癌的阳性标志物,参与支链脂肪酸和脂肪酸衍生物的 β- 氧化,80%～100% 的腺泡腺癌是阳性的,特征性染色方式是管腔内的细胞质颗粒状强着色(图 2-3-1)。ETS 相关融合基因(ETS-related gene,*ERG*)蛋白对于前列腺癌具有更高的特异性,但其敏感性较差,约为 50%。

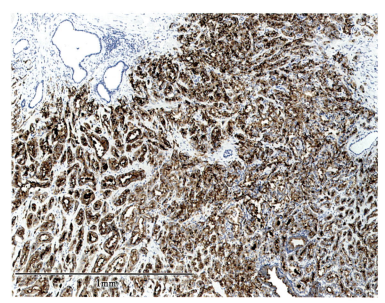

图 2-3-1　前列腺腺癌 AMACR 免疫组织化学染色图片
可见前列腺腺癌细胞胞质着色,提示前列腺腺癌 AMACR 免疫组织化学表达阳性,其间正常腺体不表达

前列腺癌会表达低分子量角蛋白,但没有实际的诊断意义。经典的 CK7/CK20 的组合诊断价值有限,可以用 NKX3.1 和 GATA3 来鉴别肿瘤是前列腺来源还是尿路上皮来源。高分子量角蛋白 34βE12、p63 和 CK5/6 可以识别前列腺的基底细胞,而普通的前列

腺癌，无论分化程度如何，均有基底细胞的缺失，因此这类抗体极具诊断价值。34βE12（图 2-3-2）和 CK5/6 阳性部位在细胞质，p63 在细胞核。癌组织基底细胞完全消失，这几种抗体在癌性腺管周围均呈阴性，在判断前列腺癌或上皮内瘤变时起重要作用。选择一个或两个基底细胞的标志物以及 AMACR，组成一组诊断前列腺癌的免疫组织化学组合，或组成一个鸡尾酒的组合，对前列腺穿刺活检的病理诊断帮助很大，很多单位已在常规工作中应用。

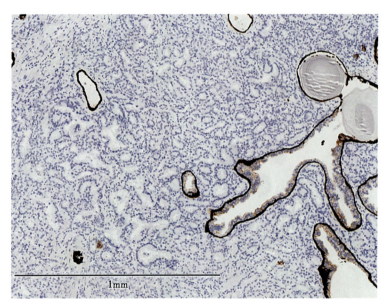

图 2-3-2　前列腺腺癌角蛋白 34βE12 免疫组织化学染色图片
前列腺腺癌角蛋白 34βE12 免疫组织化学染色阴性，其间标记阳性的为正常腺体的基底细胞

此外，前列腺癌细胞通常对雄激素和孕激素受体免疫反应呈阳性，但雌激素受体的反应很少。激素的免疫表型意义有限，对诊断和预后以及治疗效果的判断意义不明。人表皮生长因子受体 2（human epidermal growth factor receptor 2，HER2）/NEU 蛋白在非雄激素依赖性前列腺癌中过度表达。

第四节　前列腺癌的组织学亚型及变异型

前列腺癌绝大多数组织学亚型是腺泡腺癌，但腺泡腺癌有多种组织学变异型。WHO前列腺肿瘤组织学分类中列出的组织变异型包括：萎缩型、假增生型、微囊型、泡沫型、胶样型、印戒细胞型、嗜酸细胞型、多形性巨细胞型和肉瘤样型。各种变异型有其特征性的形态特点。识别这些组织学变异型有重要意义，主要体现在鉴别诊断方面和预后差异方面。萎缩型、假增生型、微囊型和泡沫型会类似于良性病变。在预后判断方面，与常见的腺泡腺癌相比，印戒细胞型、多形性巨细胞型和肉瘤样型的预后更差。对于其中恶性程度明显增高的类型，可在诊断中明确指出。对于一般变异型，只占肿瘤的小部分且对预后的影响尚无定论的情况，在诊断中只需将其进行描述。Gleason 评分仍按照肿瘤中典型前列腺癌进行。

前列腺腺泡腺癌来源于前列腺周围导管及腺泡上皮。另外，有少部分前列腺癌病例是来源于前列腺其他部位的其他组织亚型，较常见有以下几种亚型：

1. 前列腺导管腺癌　肿瘤来源于前列腺大导管的上皮。单纯的导管腺癌少见，占所有前列腺癌的 0.2%～0.8%，较常见的是在典型的腺泡腺癌中伴有导管腺癌的成分。发生于前列腺中部或尿道周围的导管腺癌可引起血尿、尿路梗阻症状并可导致尿潴留。直肠指诊时由于病变较深而无异常发现。肿瘤常沿尿道扩散，侵袭性强，预后较差。血清 PSA 水平可为正常或有所升高。显微镜下，肿瘤由被覆单层或假复层高柱状上皮细胞的腺体构成，组织学类型分为乳头型、筛状型和实性型。Gleason 评分导管腺癌评为 4 分，出现粉刺样坏死者评为 5 分。免疫组织化学染色 PSA 和 PSAP 强阳性。

2. 尿路上皮癌　前列腺原发性尿路上皮癌来源于前列腺尿道部的尿路上皮，也可源自腺上皮的尿路上皮化生，仅占前列腺肿瘤的 0.7%～2.8%，要注意与发生在膀胱的尿路上皮癌浸润到前列腺组织鉴别。相对于前列腺原发性尿路上皮癌，膀胱癌累及前列腺的比例较高。临床表现上，前列腺原发性尿路上皮癌与其他前列腺肿瘤的症状相似，直肠指诊检查时可发现异常，血清 PSA 水平可有所升高。肿瘤可沿导管扩散，并累及腺泡，也可沿射精管浸润精囊腺，肿瘤充满导管使导管扩张，并可伴发粉刺样坏死。低分化的尿路上皮癌要注意与低分化前列腺癌进行鉴别，前者细胞的异型性更明显，可出现奇异核，核分裂象多见。免疫组织化学肿瘤细胞 PSA 及 PAP 呈阴性，多数表达 CK7，也可有 CK20 或 P63 的表达。

3. 鳞状细胞癌　此类肿瘤发生率低，仅占前列腺癌的 0.6%，可来源于前列腺腺泡周围鳞状化生的基底细胞或尿道周围腺体。有报道原发鳞癌与血吸虫感染有关。免疫组织化学表达高分子量角蛋白，不表达 PSA 或 PSAP。肿瘤常在诊断时已发生转移，以骨转移多见。

4. 基底细胞癌　是来源于前列腺腺上皮周围的基底细胞的肿瘤，发生率很低。组织形态可见基底细胞形成大小不等的癌巢，周围的细胞呈栅栏状排列，癌巢中可有坏死。肿瘤呈浸润性生长，可浸润神经和前列腺包膜。免疫组织化学 CK34βE12 和 P63 阳性。

5. 神经内分泌肿瘤　包括腺癌伴神经内分泌分化、高分化神经内分泌肿瘤、小细胞神经内分泌癌和大细胞神经内分泌癌。形态特点主要为细胞大小均匀一致，圆形、椭圆形或短梭形，胞质较少，巢状或条索状排列，间质血管较丰富。免疫组织化学表达神经内分泌的标志物，PSA 阴性。

6. 透明细胞癌　来源于前列腺小囊的米勒管残余。肿瘤形态学特点与发生于女性卵巢的透明细胞癌相似，肿瘤细胞呈大片状或巢状排列，也可形成囊状或腺管状，表面被覆钉突状细胞，体积大，细胞质透明，边界清楚。免疫组织化学染色呈 CA125（cancer antigen 125）强阳性，PSA 和 PSAP 阴性。

第五节　影响前列腺癌预后的病理指标

大部分前列腺癌的预后较好，生存期较长，少数进展期肿瘤会出现复发和转移，甚至导致患者死亡。有许多因素可以预测前列腺癌患者的预后。前列腺癌的自然病史一般较长，因此多数研究以无 PSA 生存和 PSA 复发作为实际存活和复发的替代指标。

病理分期是一项代表肿瘤范围的首要指标，是临床分期的关键因素，也是目前能得到的最准确的预后指标。决定分期的因素例如前列腺包膜、精囊腺和淋巴结都独立与预后相关。肿瘤侵犯前列腺包膜的程度与肿瘤的分级、体积及复发率密切相关。前列腺外扩散的径向距离也与 PSA 复发相关。淋巴结转移时，多灶转移比单一病灶预后更差，肉眼转移比镜下转移预后更差。

当前组织学分级大多使用 Gleason 评分系统或其分级分组系统，这种组织学评分优于其他评分系统，可作为一个独立的预后因素。Gleason 评分是迄今肿瘤进展的最佳预测指标。若存在第三种生长方式，可将其考虑进去，Gleason 方案的预测能力可以进一步提高。

手术切缘阳性与前列腺肿瘤进展密切相关。已证实可以使用手术切缘状态作为肿瘤进展风险增加的指标。

前列腺癌的肿瘤大小具有预后意义。在前列腺切除术标本的大切片中测量的肿瘤体积与 Gleason 评分、包膜侵犯、包膜切缘、精囊侵犯和淋巴结转移相关。ISUP 的建议是对肿瘤体积进行一些定量估计并进行报告。对于根治术标本，应报告肿瘤所涉及的前列腺切片的百分比和估算的最大肿瘤直径。对于针吸活检病例要报告肿瘤阳性针数和肿瘤所占穿刺组织的百分比。

根治性前列腺切除术标本中检测到的血管侵犯与 Gleason 评分、前列腺外扩散、精囊受累和肿瘤进展的可能性相关。此外，肿瘤周围淋巴管侵犯与区域淋巴结转移相关。

前列腺癌的神经内分泌特征与分化差和预后不良相关。此外，已经明确，神经内分泌分化程度与肿瘤进展相关。无论是在根治性前列腺切除术标本中评估，还是在穿刺活检标本中评估，具有显著反应性间质的肿瘤更有可能复发。免疫组织化学测定的高水平雄激素受体与侵袭性临床病理特征和无 PSA 生存率降低有关。在转移性前列腺癌中已检测到雄激素受体基因的突变，并且推测是这类肿瘤不依赖雄激素的原因。通过图像或流式细胞术确定的肿瘤非整倍性与较高的 Gleason 评分和局部及远处扩散相关。它还可预测从活检到前列腺切除术标本的分级不符的可能性增加。但是，有关这项技术是否能提供独立的预后信息意见仍不一致。前列腺癌的 Ki-67 标记指数可以预测肿瘤特异性死亡率，包括局部病变和有淋巴结转移性病变。Gleason 评分和增殖指数的联合应用是一种特别有效的预后判断工具。核型异常的患者比正常核型的患者生存期短。进展期前列腺癌中发现 *TP53* 肿瘤抑制基因发生突变。这一发现是否有独立于分期和分级的预后判断价值，还有待观察。*PTEN*（phosphate and tension homology deleted on chromsome ten）基因失活在进展期疾病中更常见，并且已被认为是侵袭性前列腺癌的标志物。

总结来说，临床管理中最有用的临床相关因素是：术前血清 PSA 水平、TNM 分期、Gleason 评分（或分级分组）和手术切缘状态。

（张　伟）

参 考 文 献

1. Moch H, Humphrey P A, Ulbright T M, et al. WHO classification of tumors of the urinary system and male genital organ. Lyon：IARC Press，2016.
2. Eble J N, Sauter G, Epstein J I, et al. Pathology and genetics of tumors of the urinary system and male genital organ. Lyon：IARC Press，2004.

第三章

前列腺癌磁共振成像诊断

第一节　正常前列腺磁共振成像表现

磁共振成像（magnetic resonance imaging，MRI）因具有软组织分辨率高、解剖细节显示清晰等优势，目前已成为临床评估前列腺及其周围组织病变的一种无创、有效的检查方法。早先，MRI仅能根据T_1加权成像（T_1-weighted imaging，T_1WI）、T_2加权成像（T_2-weighted imaging，T_2WI）序列上前列腺的形态与信号改变对前列腺癌进行诊断，主要用于活检证实为前列腺癌患者的分期评估。随着MRI技术的快速发展，多参数MRI（multiparametric MRI，mpMRI）不断被提出并运用于临床，它兼具形态和功能成像两方面优势，现已被公认为前列腺癌诊断与分期的最佳影像学检查方法，其主要构成序列包括：高分辨率T_2WI、扩散加权成像（diffusion-weighted imaging，DWI）及其后处理得到的表观扩散系数（apparent diffusion coefficient，ADC）图、动态对比增强MRI（dynamic contrast-enhanced MRI，DCE-MRI）和磁共振波谱（magnetic resonance spectroscopy，MRS）等。本节主要介绍正常前列腺的常规MRI序列、DWI、DCE-MRI及MRS的影像表现。

一、正常前列腺MRI表现

通过MRI常规T_2WI序列横断面、冠状面与矢状面扫描，即可直接多维清晰显示前列腺形态、分带结构及其与周围组织结构间的关系，其中横断面是主要扫描方位（图3-1-1）。前列腺位于膀胱和尿生殖膈之间，其形状和大小均类似于稍扁的栗子，轴位呈圆形或横置椭圆形，边缘光整，体积随年龄增长而增大。年轻人，前列腺平均上下径、横径及前后径分别约为3.0cm、3.1cm、2.3cm，而老年人各径线分别约为5.0cm、4.8cm、4.3cm。

1. T_1WI　正常前列腺组织整体呈均匀中度低信号，信号强度与盆底肌组织相近，不能显示前列腺各解剖区带（图3-1-2A），因而对前列腺癌的诊断与分期价值有限。但因正常前列腺周围脂肪组织T_1WI呈明显高信号，与低信号的前列腺间可形成明确界面，这有助于前列腺癌包膜外侵犯的评估。

2. T_2WI　因前列腺各解剖区带内组织结构的含水量不同,导致 T_2WI 信号强度各异,尤其是高分辨率 T_2WI 扫描时,能清晰显示和区分前列腺内部解剖区带结构、包膜、周围静脉丛和脂肪组织(图 3-1-2B~D),是前列腺癌分期诊断的重要依据。

(1) 外周带:位于前列腺的后下、两侧及尖部,呈双侧对称的新月形,包绕中央带、移行带及远段尿道。外周带约占整个前列腺腺体组织的 70%,是前列腺癌和前列腺炎最常发生的部位。外周带腺管直而长,腺泡小而圆,间质疏松,含稀疏的平滑肌,自由水含量相对较多。因此,正常前列腺外周带 T_2WI 序列呈均匀高信号。

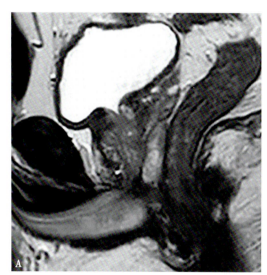
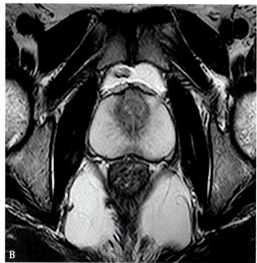
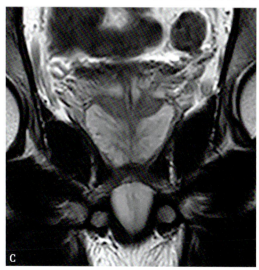

图 3-1-1　前列腺各扫描方位

A. 矢状面 T_2WI;B. 横断面 T_2WI;C. 冠状面 T_2WI,三个方位可直接多维清晰显示前列腺形态、分带结构及其与周围组织结构间的关系

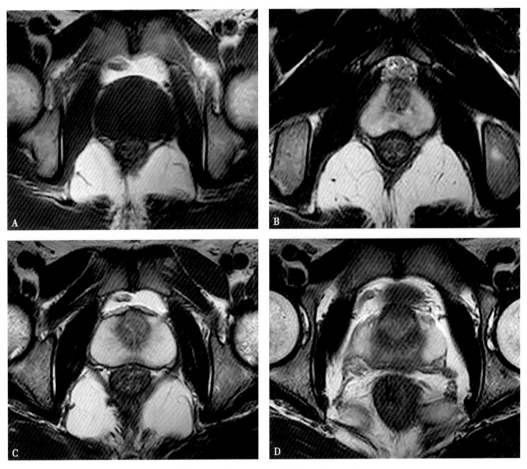

图 3-1-2　正常前列腺 T₁WI 和 T₂WI

A. 横断面 T₁WI，正常前列腺 T₁WI 均匀中等度低信号，解剖区带显示不清；B～D. 尖、体、底部横断面 T₂WI，外周带呈均匀高信号，中央带呈低信号，移行带呈中等 - 略低信号

（2）中央带：位于尿道前列腺部近段的后外侧，呈锥形包绕移行带两侧及后方，锥底向上构成前列腺底部的大部分，锥尖向下至精阜基底部，左右各有一射精管自精囊根部斜行穿过同侧中央带开口于相应侧精阜。中央带约占整个前列腺腺体组织的 25%，该区前列腺疾病发病率低，前列腺癌发生率仅占约 8%。中央带腺管多为粗枝状，所属腺泡大而不规则，间质致密，含大量平滑肌。所以，中央带 T₂WI 呈略低信号。

（3）移行带：是两个独立的小叶，呈马蹄形对称分布于尿道前列腺部近段的前外侧。此部分体积较小，约占整个前列腺腺体组织的 5%，是良性前列腺增生最常发生的部位，但前列腺癌的发生也并不少见，约占前列腺癌发生率的 24%。移行带腺泡的形态与外周带相似，但间质非常致密，含有大量相互交叉的平滑肌束。因此，移行带 T₂WI 信号强度类似于中央带，呈中等或略低信号。由于移行带随年龄增长常发生不同程度的增生，导致中央带受压变薄、萎缩，两者有时无法确区分，所以常被统称为中央腺体。

(4)前纤维肌基质带：呈盾牌样位于尿道前方，主要由混有纤维成分的肌组织构成，上部的肌组织成分主要为平滑肌（前列腺前括约肌），下部的肌组织成分主要为横纹肌（前列腺外括约肌）。此部分约占整个前列腺体积的 1/3，在前列腺前外侧部形成一个屏障，上厚下薄，且随着年龄增长逐渐变薄。因前纤维肌基质带主要由纤维和肌肉组织构成，相对缺乏自由水，所以 T_2WI 呈相对低信号。尿道和尿道周围腺体经常不能分开，横断面表现为中央一圆点状的 T_2WI 高信号，周围为低信号影围绕。偶可显示尿道的解剖细节，如精阜。前列腺各区带解剖及其 T_2WI 信号特点见表 3-1-1。

表 3-1-1 正常前列腺各区带解剖及 T_2WI 信号特点

解剖带	组织学	占腺体比例（青年）	T_2WI 信号
移行带	腺体组织	5%	中等-略低信号
中央带	腺体组织	25%	低信号
外周带	腺体组织	70%	高信号
前纤维肌基质带	非腺体组织	—	低信号
尿道	非腺体组织	—	高信号
包膜	非腺体组织	—	低信号

(5)前列腺包膜：前列腺包膜是前列腺外周带周围包绕或部分包绕的一层细线状 T_2WI 低信号影，境界清楚，将前列腺与周围组织结构相区分，在横断面前列腺体部层面显示最佳。但组织学上，该包膜并非真实存在，实则由前列腺边缘的纤维肌肉基质及与之相伴行的盆底筋膜构成，即"前列腺解剖学包膜"。此外，在前列腺外周带和中央腺体之间还存有一薄层 T_2WI 低信号包膜将两者隔开，其信号强度低于中央腺体，是移行带明显增生时，压迫外周带形成的薄带样纤维肌肉束结构，常被称为前列腺"假包膜"或"外科包膜"。

3. DWI 反映了组织内水分子自由扩散运动的受限程度，是前列腺 mpMRI 的主要构成序列，高 b 值 DWI（$b>1\,400s/mm^2$）及相应的 ADC 图对前列腺癌的诊断与分期具有较高价值。在高 b 值 DWI 图像上，前列腺信号强度整体略高于周围组织（图 3-1-3）。并且随着年龄增长和移行带增生，中央腺体呈 DWI 不均匀高、ADC 图不均匀的中等信号，信号强度类似邻近肌肉，而外周带 DWI 信号强度常略低于移行带，相应 ADC 图外周带呈高信号。DWI 衍生序列的介绍详见第一章。

4. DCE-MRI 是指在静脉注射低分子量钆对比剂前、注射时和注射后相继采用快速梯度回波 T_1WI 序列进行扫描，动态采集数据，而获得各时间点图像的扫描方法。正常前列腺外周带和中央腺体的强化特点并不相同，通常情况下，中央腺体早期即出现明显

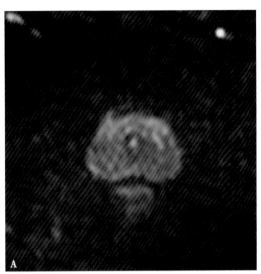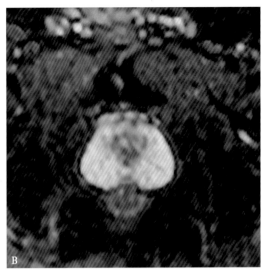

图 3-1-3　正常前列腺 DWI 和 ADC 图

A. 横断面 DWI（$b=2\,000s/mm^2$）；B. 横断面 ADC 图，正常前列腺中央腺体呈 DWI 不均匀高、ADC 图等低信号，外周带 DWI 信号强度略低于移行带、ADC 图呈高信号

强化，持续至延迟期，而外周带全程仅轻度强化，中央腺体的强化程度要明显高于外周带。前列腺包膜呈渐进性线样强化（图3-1-4）。

5. MRS　利用磁共振化学位移现象来测定物质的分子成分组成，是目前体外检测活体组织代谢物化学成分及含量的一种检查方法。MRS 能定量分析前列腺内代谢物的含量及比值，对前列腺癌的诊断具有重要价值。前列腺 MRS 观察的代谢物主要有枸橼酸盐（citrate，Cit）、胆碱（choline，Cho）与肌酐（creatine，Cre）等。MRS 检测时由于 Cho 和 Cre 共振峰部分重叠，不易分离，因此两者常合并计算。Cit 由前列腺腺体组织产生和分泌，在正常前列腺组织内（主要储存于腺管中）浓度较高，MRS 谱线 Cit 峰高耸（约位于 2.6ppm 处）（ppm 为化学位移单位，代表百万分之一，虽然化学位移的国际单位为 Hz，但其数值会随 MRI 场强不同而改变，此处按照国际惯例使用单位 ppm，便于在不同场强 MRI 进行统一描述）。Cho 为胆碱复合物，与细胞膜的合成与降解有关，Cre 与能量代谢有关，正常前列腺组织内 Cho 峰（约位于 3.2ppm 处）和 Cre 峰（约位于 3.0ppm 处）相对较低。前列腺各解剖区带，上述代谢物含量存在一定差异：外周带 Cit 峰最高，正常（Cho+Cre）/Cit 比值约为 60%，且随年龄增长无明显改变；中央腺体 Cit 含量较外周带低，但其波峰不低于 Cho，且随年龄增长 Cit 峰逐渐增高（图3-1-5）。

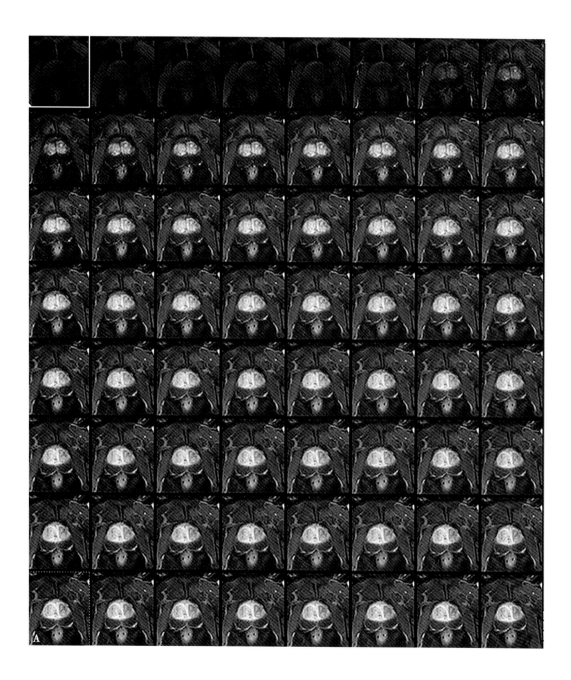

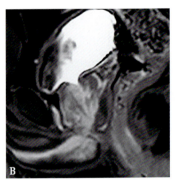
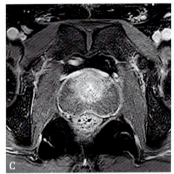
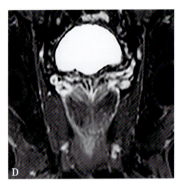

图 3-1-4　正常前列腺 DCE-MRI

A．横断面 DCE-MRI（64 个时相）；B．延迟期矢状面 T_1WI 脂肪抑制；C．延迟期横断面 T_1WI 脂肪抑制；D．延迟期冠状面 T_1WI 脂肪抑制，正常前列腺中央腺体早期明显强化，持续至延迟期，外周带全程仅轻度强化，中央腺体的强化程度明显高于外周带，前列腺包膜呈渐进性线样强化

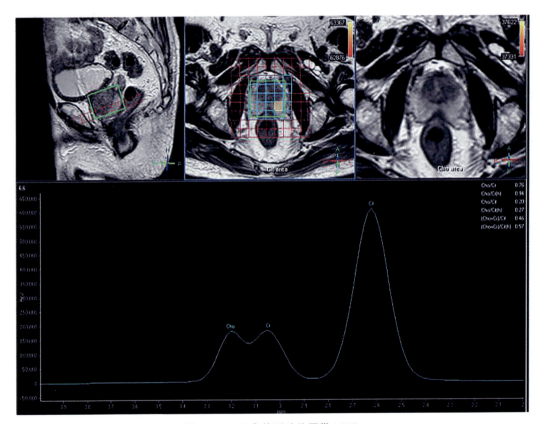

图 3-1-5　正常前列腺外周带 MRS

前列腺左侧外周带（黄色小方框）MRS 谱线图，Cit 峰最高（位于 2.6ppm 附近），Cre 峰和 Cho 峰较低（位于 3.0ppm 和 3.2ppm 附近），(Cho＋Cre)/Cit＝0.57

二、前列腺邻近结构 MRI 表现

1. 前列腺神经血管束（neurovascular bundle，NVB） 由前列腺周围神经丛和血管（动、静脉）共同构成，走行于前列腺周围盆腔筋膜脂肪层内，主要分布于前列腺后外侧，在横断面 MRI 上约 5 点和 7 点位置可显示，在前列腺尖部和底部穿入前列腺，NVB 穿入处前列腺包膜较薄弱，前列腺癌容易经该处向外侵犯。T_1WI 图像 NVB 显示较为清楚，表现为前列腺后外侧包膜外高信号脂肪组织内的点、线状低信号影；T_2WI 常呈低信号，但其中部分流动相对缓慢的小静脉呈等或略高于邻近外周带的信号（图 3-1-6）。

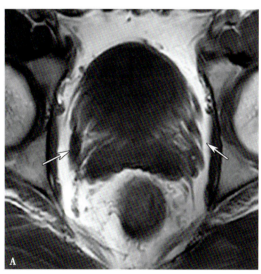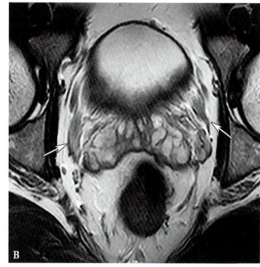

图 3-1-6 正常前列腺周围神经血管束 MRI 表现

A. 横断面 T_1WI；B. 横断面 T_2WI，正常前列腺周围神经血管束为前列腺后外侧包膜外线状 T_1WI 低信号，T_2WI 也呈低信号，但其中部分小静脉为高信号

2. 精囊 精囊位于前列腺后上方和膀胱底后方，呈"八字状"对称分布。精囊腺是一对由高度迂曲的管道样结构构成的盲管状腺体，表面凹凸不平，内充满前列腺腺液。横断面单侧精囊长径一般不超过 15cm。T_1WI 精囊表现为均匀等低信号，信号强度类似于邻近闭孔内肌；T_2WI 精囊呈滤泡状或蜂窝状高信号，其管壁为低信号，囊壁薄，厚度均匀（图 3-1-7）。两侧精囊前缘与膀胱后壁之间各有一尖端向内的锐角形脂肪信号区，称为前列腺精囊角，肿瘤侵入时该结构可变窄或消失。

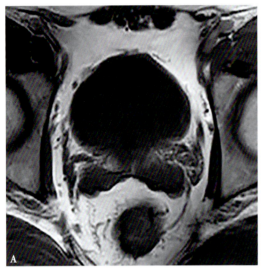
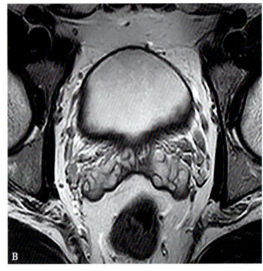

图 3-1-7　正常精囊 MRI 表现

A．横断面 T_1WI；B．横断面 T_2WI，正常精囊位于膀胱后部、前列腺后上方，表面凹凸不平，内部 T_1WI 呈均匀等低信号，T_2WI 呈滤泡状或蜂窝状高信号

（李梦娟　沈钧康）

第二节　前列腺癌磁共振成像表现

一、前列腺癌概述

（一）流行病学

1. 发病率　前列腺癌常发生于老年男性，50 岁前极少发病，50 岁以后随年龄增加发病率逐渐升高。目前前列腺癌发病率位于全球男性恶性肿瘤第二位，仅次于肺癌。欧美发达国家发病率较高，已成为第一位危害男性健康的恶性肿瘤。相比之下，我国前列腺癌发病率相对较低，但随着我国人口老龄化进程加快，生活方式改变，保健意识及前列腺癌诊断水平提高等，近些年发病率亦有明显增高的趋势，目前位居男性恶性肿瘤第六位。

2. 死亡率　尽管世界范围内前列腺癌发病率较高，但死亡率仅占男性恶性肿瘤总体死亡率的 6.6%，居第五位。并且随着医疗水平的提高，在发达地区前列腺癌死亡率近年来呈稳定甚至下降的趋势。但不同地区和种族间前列腺癌死亡率也存在一定差异，发展中地区的死亡率高于发达地区，并且黑人相对于白人和黄种人群总体死亡率相对偏高。在中国，受限于医疗水平及人民健康观念的差异，首次诊断而确诊为晚期前列腺癌的发生率远高于欧美等发达地区。同时，中国前列腺癌治疗水平与世界先进水平间仍存在一定差距，因此中国前列腺癌患者的总体生存率仍不容乐观。

(二)病因与发病机制

从分子水平来说,前列腺癌的发生、进展和转移与特定基因(包括原癌基因和抑癌基因)的调控失衡有关。某些基因的功能丢失或突变使细胞不再受正常生长与凋亡机制的控制,进而逐渐出现细胞变异与癌变,通常是在前列腺上皮内瘤变的基础上逐步发展成组织潜在型前列腺癌,继而进一步进展为临床型前列腺癌。

从宏观角度来说,前列腺癌发生的相关危险因素众多。大体包括明确危险因素、可能危险因素和潜在危险因素三类。其中年龄、种族和遗传因素被认为是前列腺癌发生的明确危险因素,流行病学资料显示:50 岁后的老年男性,前列腺癌发生率随年龄增加呈近指数形式增长;在不同种族之间,前列腺癌发病率由高至低依次为黑人、白人和黄种人;一级亲属中两人以上患有前列腺癌者,其发生前列腺癌的危险性将增加 5~11 倍。而饮食、微量元素、肥胖、性激素、吸烟、环境等因素被认为是前列腺癌发生的可能及潜在危险因素,它们与前列腺癌发生的关系目前还不明确,有待进一步研究证实。此外,越来越多的学者认为,前列腺炎和良性前列腺增生也会增加前列腺癌发生的可能性。

(三)临床分型

前列腺癌可分为临床型、隐匿型、偶发型和潜伏型四种临床类型,各型均具有相应的临床病理特点。

1. 临床型　是指患者具有临床症状,临床检查(包括直肠指诊、超声、CT 或 MRI 等)疑诊为前列腺癌,并被活组织病理检查所证实。此型前列腺癌的临床病理分期为 T2~T4 期。

2. 隐匿型　临床首先发现前列腺癌转移灶,绝大多数为骨转移,也可为淋巴结或其他器官转移,继而检出原发灶位于前列腺。此型前列腺癌的临床病理分期为 T4 期。

3. 偶发型　由于其他原因(良性前列腺增生最常见)而将前列腺部分或全部切除,在随后的病理检查中偶然发现前列腺癌的存在,其组织学类型多为分化较好的腺癌。此型前列腺癌的临床病理分期多为 T1 期。

4. 潜伏型　是指生前没有前列腺疾病的症状和体征,但在死后尸检中由病理学检查发现前列腺内存在癌灶,常为分化良好的腺癌。欧美国家尸检发生率高达 26%~37%,国内报道约为 3.4%。

(四)播散途径

1. 直接蔓延　前列腺位于膀胱及精囊的下方,包绕尿道前列腺部及膜部。当肿瘤较大时,常直接蔓延侵犯至邻近的膀胱、精囊及尿道,此外还可累及双侧神经血管束、肛提肌及输尿管等结构。由于坚实的前列腺会阴筋膜将前列腺后部和直肠前壁分隔,故前列腺癌较少直接侵犯直肠。

2. 淋巴结转移　前列腺的淋巴引流途径有:①沿髂内动脉走行而加入髂外淋巴结

组,其中闭孔神经淋巴结被认为是前列腺癌转移的第一组;②从前列腺背侧进入骶侧淋巴结,最终进入骶总动脉周围淋巴结;③淋巴管通过膀胱淋巴结引流至髂内周围淋巴结。肿瘤分化程度越差越易发生淋巴结转移。

3．血行转移　前列腺周围有丰富的静脉血管丛,内缺乏静脉瓣膜,通过压力低、容积大的 Batson 静脉丛与椎静脉系统广泛交通,因此血行转移十分多见,以骨转移占首位,且多为成骨型转移。死于前列腺癌的患者中,85%～100% 的患者存在骨转移灶。此外,部分患者还存在肺和/或肝转移。

(五)临床症状

前列腺癌好发于前列腺外周带,也有部分癌灶发生于前列腺移行带,极少发生在中央带,当肿瘤较大,同时累及前列腺各区带时,外周带和移行带分界不清,此时病灶起源则难以界定。早期局限性前列腺癌由于癌灶体积较小,一般无明显临床症状。随着癌灶体积增大,因压迫及侵犯周围结构而产生相应临床症状。压迫、侵及膀胱或尿道时可出现尿频、尿急、排尿困难和血尿等尿路症状;压迫、累及直肠时出现里急后重或排便困难,甚至出现血便及肠梗阻;输精管、精囊受侵时可出现血精及射精减少;输尿管受累时出现输尿管扩张积水,进而出现肾积水,甚至肾衰竭;侵及双侧神经血管束时可出现性功能减退、会阴部疼痛等表现。当患者出现盆腔淋巴结转移,引起淋巴回流受阻时可出现双下肢水肿症状。骨转移发生时,可出现相应部位的疼痛,严重者可发生病理性骨折,以骨盆、腰骶椎和股骨上段最为常见。

(六)治疗与预后

目前前列腺癌的主要治疗方法包括:①主动监测与观察;②根治性前列腺切除;③放射治疗:外照射、立体定向、近距离;④雄激素去势治疗:手术去势、药物去势;⑤化疗和免疫治疗等。

对于早期的低危前列腺癌并且预期生存时间不超过 20 年的患者,可采取积极主动监测的方式,而生存时间少于 10 年的患者可进行动态观察,此类患者最终多因其他疾病死亡,而非前列腺癌。对于局限于前列腺包膜内的临床局限性前列腺癌(T1b～T2 期),并且预期生存时间超过 10 年、无手术禁忌证的患者,首选根治性前列腺切除术,不能耐受手术者可进行放射性核素粒子(如 ^{125}I)植入治疗,患者一般预后良好。而对于侵及邻近结构或发生淋巴结、血行转移的晚期前列腺癌患者(T3、T4 期),往往需要联合多种非手术治疗方式进行综合治疗,但患者往往预后不良。

二、前列腺癌诊断流程

目前前列腺癌诊断流程主要包括以下几个阶段:①通过直肠指检(digital rectal examination，DRE）联合血清前列腺特异性抗原（prostate specific antigen，PSA）等肿瘤标志物检测发现疑诊对象；②选择经直肠前列腺超声（transrectal ultrasonography，TRUS）、mpMRI等影像学检查发现可疑病灶并进行定位、定性和临床分期评估等；③通过TRUS引导下前列腺系统穿刺活检、TRUS-MRI融合靶向穿刺活检，获得最终病理诊断；④运用骨扫描、PET-CT等评估全身转移情况。

（一）DRE

DRE简便易行，受检患者痛苦少，是以往认为诊断前列腺癌的重要手段。当存在癌灶时，DRE可以触及质地较硬的结节。然而DRE对早期前列腺癌的诊断价值较低，作为筛查手段时仅能发现约2.0%的前列腺癌患者，发现的阳性患者中48.0%～85.0%已出现前列腺外侵犯，失去了早期诊治的意义。此外，该方法诊断特异性较差且易受操作者经验的影响，不同类型的前列腺疾病如炎症、结石、腺体增生等均可引起前列腺质地变硬，与肿瘤结节难以区分。因此仅依靠DRE无法实现前列腺癌的早期精准诊断，还需要结合其他检查综合判断。

（二）血清PSA检测

血清PSA水平是前列腺癌诊断的重要血清学检测指标，亦是临床上应用最广泛的前列腺癌筛查指标。PSA是一种激肽释放酶样丝氨酸蛋白酶，这种酶几乎完全由前列腺上皮细胞产生，因而成为前列腺的器官特异性标志物。然而，PSA并非是前列腺癌的特异性标志物，良性前列腺增生和前列腺炎等也可导致血清PSA水平升高；也有部分临床显著性前列腺癌患者的血清PSA水平并无明显升高。

一直以来，全球各地泌尿外科学界对PSA筛查前列腺癌的价值的评价都存在争议，部分专家认为PSA用于前列腺癌早期筛查、早期诊断可以有效提高局限性前列腺癌的检出率，通过治疗可以有效降低肿瘤死亡率，但也有专家认为PSA筛查可能引起惰性前列腺癌的过度诊断和过度治疗，导致医疗资源的浪费。尽管各个研究意见不一，但PSA检测在前列腺癌早期诊断和降低相关死亡率方面仍有重要价值，美国泌尿外科学会（American Urological Association，AUA）和美国临床肿瘤学会（American Society of Clinical Oncology，ASCO）建议50岁以上（有前列腺癌家族史≥45岁）的男性每年应例行DRE、PSA检查，70岁以下男性能从PSA检查中获益，但大于70岁或预期寿命少于10年的男性不纳入PSA筛查人群；2014美国国立综合癌症网络（National Comprehensive Cancer Network，NCCN）发布的前列腺癌早期筛查指南提出：应尽早开展前列腺癌的筛查，在身体健康、无并发症的人群中，筛查从45岁开始一直持续到70岁，可有效减少约45%的过度检查。结合国外各项研究及专家指南，2015年我国专家经讨论，完成了《中国前列腺癌早期诊断专家共识》，提出PSA检测指征包括：①50岁以上伴有下尿路症状的男性需行 PSA 检查；②有前列腺癌家族史的男性，PSA 检查时间宜提前到 45 岁；③ DRE 或前列腺影像学检查异常的男性也应进行 PSA 检查。

血清 PSA 水平受年龄、前列腺大小、前列腺挤压以及尿路感染等多种因素的影响。一般认为血清总 PSA（total PSA，tPSA）水平 > 4.0μg/L 为异常，如在 15～20μg/L 以上时则患前列腺癌的可能性增大，但是也有不少前列腺癌患者 PSA 水平低于此阈值。有文献指出以 4.0μg/L 为阈值，PSA 诊断前列腺癌的阳性预测值仅为 25%～40%，PSA 水平在 4.0～10.0μg/L 之间时仍有 65%～70% 的患者前列腺活检为阴性，此外高达 15% 的前列腺癌患者 PSA 水平低于 4.0μg/L。为了改善 PSA 筛查前列腺癌的敏感性和特异性，基于 PSA 的各种衍生指标不断被提出并应用于临床，从而改进前列腺癌的筛查策略。

1. 游离 PSA（free PSA，fPSA）　在血清中 65%～95% 的 PSA 与 α-1-抗胰凝乳蛋白酶（α-1-Antichymotrypsin，ACT）结合，而其余的 PSA 作为游离 PSA 循环于血液中，因而 PSA 存在结合态和游离态两种形式。有研究发现前列腺癌细胞中存在促进 ACT 转录及表达的蛋白，而前列腺增生患者中该蛋白含量仅为前列腺癌的 1%，因此两者血清 fPSA/总 PSA（total PSA，tPSA）比值（f/tPSA）不同，前列腺癌患者中该比值降低。一项 meta 分析发现，当 tPSA 水平位于"灰色区域"（4.0～10.0μg/L）内，f/t PSA 诊断前列腺癌的受试者工作特性曲线下面积达 0.68，可减少 10%～20% 不必要的活组织检查。此外，fPSA 的水平还会受到温度或腺体大小等诸多因素的影响，目前国内推荐 f/tPSA > 0.16 作为正常值。

2. PSA 密度（PSA density，PSAD）　即血清 PSA 与前列腺体积的比值，正常值 < 0.15，临床常用 TRUS 测出前列腺各径线大小，然后根据体积公式进行计算前列腺体积，计算公式为：$V = \pi/6 \times$ 左右径 × 上下径 × 前后径。血清 PSA 水平除了与前列腺导管上皮细胞破坏程度有关外，还与前列腺细胞数量存在一定的关系，即与前列腺体积相关。因此 PSAD 有助于消除前列腺体积对 PSA 水平的影响，提高对良性前列腺增生和前列腺癌的鉴别能力。当 PSA 水平在正常值高限或轻度增高时，PSAD 可指导医师决定进行活检或是继续随访，但目前由于前列腺体积测量技术上存在误差，一定程度上限制了其临床应用。

3. PSA 速率（PSA velocity，PSAV）　即血清 PSA 水平单位时间的变化量，前列腺癌患者血清 PSAV 显著高于良性前列腺增生和正常人。2014 版《中国泌尿外科疾病诊断治疗指南》指出，当 PSAV > 0.75μg/(L·年) 时，应怀疑前列腺癌存在的可能。但也有学者指出 PSAV 分析可能在临床并不实用，因为需要在一段时间内多次检测 PSA 水平才能最有效地应用该方法。

4. 年龄相关性 PSA　血清 PSA 水平随着年龄的增长而增加，有数据显示我国男性不同年龄段 PSA 正常水平分别为 40～49 岁 ≤ 2.15μg/L，50～59 岁 ≤ 3.20μg/L，60～69 岁 ≤ 4.10μg/L，70～79 岁 ≤ 5.37μg/L。因此，根据不同年龄段 PSA 的参考值进行个体化筛查，能够更有效地提高 PSA 诊断的敏感性和特异性,但具体年龄相关性 PSA 筛查标准目前尚未达成统一。

除了 PSA 相关衍生物之外,不少研究还发现了血清和尿液中与前列腺癌相关的一些新型生物学标志物,如前列腺癌抗原 3(prostate cancer antigen 3,PCA3)、*TMPRSS2-ERG* 融合基因、α- 甲基辅酶 A 消旋酶(alpha-methylacyl-coenzyme A racemase,AMACR)、PSA 前酶(proenzyme of prostate specific antigen,proPSA)等。美国食品药品监督管理局(Food and Drug Administration,FDA)批准将前列腺健康指数(prostate health index,PHI)作为前列腺癌相关检测指标,其显示出比 PSA 更高的诊断效能,同时也避免了一些不必要的活检,其计算公式为:PHI = p2PSA/fPSA × tPSA,p2PSA 表示前列腺特异性抗原同源异构体。但是这些衍生标志物目前仍处于研究阶段,它们在临床实践中的价值还需要在更多前瞻性临床试验中进一步评估。

(三)影像学检查

1. 经直肠超声(transrectal ultrasound,TRUS) TRUS 检查方便易行,超声探头贴近前列腺能清晰地显示前列腺的解剖结构,并可以进行前列腺的体积测量,一定程度上可以提高前列腺癌的检出率,是临床上常用的前列腺疾病筛查方法。前列腺癌的超声表现可分为结节型、结节浸润型和浸润型三类,大多表现为低回声病变,也有约 40% 表现为等回声,5% 表现为高回声;病灶内部回声一般不均,边界不清,后方常伴回声衰减。早期病灶前列腺体积可无明显增大,晚期常引起前列腺不规则增大,左右不对称,病灶可向外突出,包膜不完整或局部中断。彩色多普勒显示异常回声区域内血流增多时,有助于前列腺癌的诊断(图 3-2-1)。

TRUS 检查需将超声探头置入直肠,常引起受检者不适,且由于图像分辨率较低,对前列腺癌早期诊断的意义不大,对淋巴结及骨转移情况也较难显示,因而临床价值有限。但是超声新技术的发展一定程度上提高了前列腺癌的检出率。

(1)超声造影技术(contrast-enhanced ultrasound,CEUS):前列腺癌的生长和进展常伴新生血管的形成,这会导致所在区域的微血管密度(microvessel density,MVD)的增加。CEUS 通过在静脉中注射高回声气体微泡,这些微泡的直径与红细胞相当,容易在肿瘤微脉管系统中流动并成像,从而显示 MVD 的变化。此外,CEUS 通过动态监测组织的灌注特征,获得组织灌注时间 - 强度曲线及其特征参数进行定量分析,提高了前列腺癌诊断和侵袭性评估的敏感性和特异性。文献研究表明与炎性病变或者增生组织相比较,肿瘤组织的廓清速度更快,其超声造影特点主要表现为早期高增强后迅速廓清,双侧对比更有利于病变的发现与诊断。

(2)实时超声弹力成像(real-time ultrasound elastography,RTE):是针对组织的机械

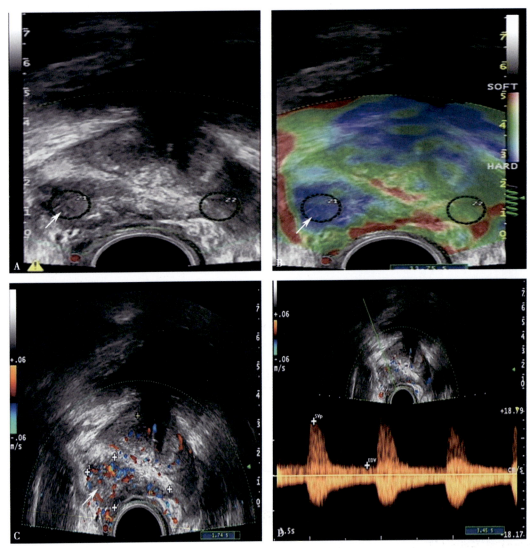

图 3-2-1　前列腺癌的超声表现

A. 经直肠超声切位图；B. 弹力成像示意图；C. 彩色多普勒示意图；D. 脉冲多普勒示意图，经直肠超声切位图可见前列腺右侧外周带局限性低回声，形态不规则，回声欠均质，边界尚清晰，弹力成像示意图可见前列腺右侧外周带病变区域硬度增加，彩色多普勒示意图可见前列腺内部较多红蓝色点状血流信号，脉冲多普勒示意图可见病灶动脉峰值流速 15.2cm/s，阻力指数 0.82

性能不同，在前列腺组织中诱导机械激发，使用实时超声来对响应进行成像。通过探头对被检测组织施加压力，分析可疑区域的弹力系数变化，而形成彩色弹力分级图，以不同的颜色直观反映组织内部弹力大小的变化，从而推断病变的性质。前列腺肿瘤区域细胞及血管密集程度的增加是造成肿瘤组织与正常组织间弹力程度差异的原因，也是弹力成像的基础（图 3-2-1B）。Kamoi 等将前列腺弹力成像图分为Ⅰ～Ⅴ共 5 个等级，级别越高，图像中蓝色区域越多，代表硬度越大，恶性肿瘤的可能性也越大，以Ⅲ级为阈值诊断前列腺癌的敏感度、特异度和准确性分别为68%、81%和76%。

2. MRI　MRI对软组织的分辨率高，可直接进行多维成像，常规T_2WI平扫即可清晰显示前列腺各区带。mpMRI通过结合不同的扫描序列如T_1WI、T_2WI、DWI、DCE-MRI、MRS等，同时发挥解剖和功能成像两方面优势，能够为前列腺癌的明确诊断、精确定位和分期评估提供更多有价值的信息，同时对前列腺周围神经血管束、精囊、盆底肌和淋巴结侵犯以及骨转移等做出较准确的评价，目前已被公认为诊断前列腺疾病的最佳影像学检查方法（图3-2-2），但前列腺癌的最终确诊仍需靠穿刺活检的组织病理学确定。MRI对前列腺病变的诊断价值见本节第三部分。

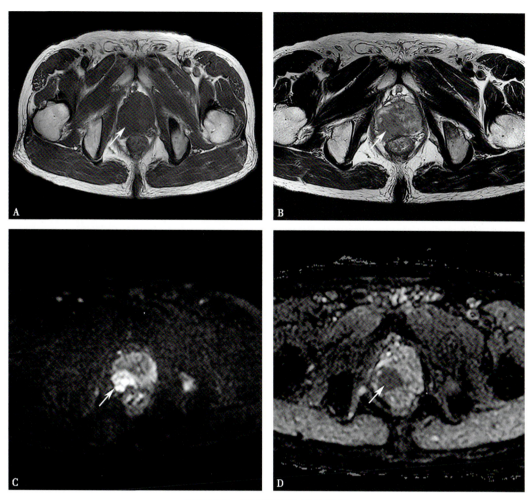

图3-2-2　前列腺癌的MRI表现

A. 横断面T_1WI；B. 横断面T_2WI；C. 横断面DWI（$b=1\,000s/mm^2$）；D. 横断面ADC图，前列腺尖部右侧外周带斑片状T_2WI低、DWI高、ADC图低信号灶，相应区域T_1WI未见明显信号异常，但可见局部形态异常，包膜隆起向外突出（箭）

3. 计算机断层显像（computed tomography，CT） CT 扫描由于软组织分辨率低，不易显示前列腺各区带结构，并且癌灶与良性前列腺组织间对比不佳，仅在前列腺癌突破包膜浸润周围脂肪组织时，才可能发现异常，因此诊断前列腺癌的敏感性相对较低。通常不作为首选的检查方法，主要用于评估肿瘤周围组织侵犯、盆腔淋巴结和骨转移以及其他脏器转移等，协助前列腺癌的临床分期。

4. 核素骨扫描和正电子发射计算机断层显像（positron emission tomography，PET）-CT 核素骨扫描是目前评价前列腺癌骨转移最常用的检查方法。文献报道核素骨扫描诊断前列腺癌骨转移的敏感度和特异度分别约为 79% 和 82%。当前列腺癌患者有骨痛症状时，无论 PSA 水平、Gleason 评分以及临床分期结果如何，都要进行骨扫描检查以排除发生骨转移的可能。PET-CT 是以正电子核素作为显像剂来示踪人体内特定物质的代谢活动，能够把分子水平的功能信息与精准的解剖信息相融合，敏感而准确地发现全身转移灶。目前常用于前列腺癌诊断与分期评估的示踪剂有 ^{18}F- 脱氧葡萄糖（18-fluorine flurode oxyglucose，^{18}F-FDG）、^{11}C- 胆碱（^{11}C-choline，^{11}C-CHO）等，近年来根据前列腺特异性膜抗原（PSMA）制作的示踪剂如 ^{68}Ga- 前列腺特异性膜抗原（^{68}Ga-prostate-specific membrane antigen，^{68}Ga-PSMA）是研究的新热点。PSMA 在前列腺癌及其转移灶细胞中表达明显升高，在前列腺外器官中的表达水平仅为前列腺癌的 1/1 000～1/100，目前被认为是一种理想的前列腺癌标志物，对前列腺癌的分子影像诊断和靶向治疗具有重要价值。并且研究表明 PSMA 表达水平是前列腺癌预后的独立预测因子，即使 PSA 水平较低，PSMA 高表达也能较好地预测前列腺癌生化复发；对淋巴结和骨转移灶的检出与判断也具有较大价值，能够指导临床对高风险前列腺癌进行准确的分期和治疗方案的制定。

（四）穿刺活检

前列腺穿刺活检可获取组织病理学结果，是术前确诊前列腺癌最可靠的方法。TRUS 引导下的前列腺系统穿刺活检是目前应用最广泛的穿刺方法，该方法操作方便，并且对设备水平要求较低。10+X 针穿刺的具体操作步骤为：将前列腺由上到下平均分为 3 个部分（基底部、体部和尖部），各部分再分为左右两区，基底部、体部的左右两区再分为内、外侧部，整个前列腺共被分为 10 区。调整探头位置改变穿刺引导线指向，在每区各穿刺 1 针，并在可疑区域加穿 2～4 针，穿刺医师详细记录每针的穿刺部位和进针深度。穿刺标本由病理医师根据镜下特点记录各针病理结果，若为前列腺癌，需同时记录肿瘤 Gleason 评分、肿瘤百分比以及穿刺样本的总 Gleason 评分。但由于 TRUS 对前列腺内部结构显示的清晰度较差，穿刺具有随机性，容易出现漏诊及对肿瘤恶性程度低估等问题，因此临床应用具有一定的缺陷。近年来，mpMRI 引导前列腺穿刺活检技术已在临床推广应用，主要包括：认知融合穿刺活检、MRI 直接定位引导穿刺活检和 MRI-TRUS 融合穿刺,其中 MRI-TRUS 融合穿刺方法兼具 MRI 精准定位及 TRUS 操作方便等优势,穿刺靶向性强,是较为理想的穿刺技术,文献报道 MRI-TRUS 融合穿刺可以有效提高前列腺癌穿刺的阳性率,肿瘤检出率较传统前列腺系统穿刺明显提高(具体请参考本书第七章)。

三、mpMRI 对前列腺癌的诊断与评估

mpMRI 是当前诊断前列腺癌最可靠的影像学检查方法之一,已广泛用于临床前列腺癌的定位、定性和分期诊断,以及前列腺癌的危险度、疗效、预后和复发评估。

(一) T_2WI

高分辨率 T_2WI 能清晰显示前列腺解剖结构,评估腺体内信号异常、肿瘤包膜外侵犯、精囊浸润以及淋巴结受累情况等。前列腺癌组织由细胞核大、核质比高、排列紧密且明显异形的腺上皮细胞所构成,细胞间隙小而少有黏蛋白和液体存留,所以前列腺癌常表现为 T_2WI 低信号。当癌灶位于外周带时,由于低信号癌灶与正常高信号外周带形成鲜明对比,而易于检出,但特异性较低,其他良性病变(如炎症、出血、腺体萎缩、良性增生、活检瘢痕及治疗后改变等)也可表现为类似的 T_2WI 低信号。此外,偶因癌灶含有较多黏液而呈 T_2WI 高信号时,则检出相对困难。当癌灶位于中央腺体(移行带 24%,中央带 8%)或多中心起源,且癌灶相对较小时,与增生灶,尤其是基质增生结节不易区分,若癌灶较大、累及外周带或突出于前列腺轮廓外时则诊断不难。

T_2WI 也常用于评价前列腺癌对前列腺内部区带和周围结构的侵犯情况。当肿瘤局限于包膜内时,包膜呈连续、光整的线样低信号影,前列腺外缘光整,与周围高信号的脂肪组织及静脉丛境界清晰;当癌灶较大侵犯并突破包膜时,表现为前列腺局部轮廓不规则隆起,包膜增厚、模糊、不连续和中断,边缘毛糙,周围脂肪间隙模糊;当周围脂肪间隙内出现与肿瘤相延续且信号相仿的软组织影时,则多提示包膜受累并已侵犯至包膜外。前列腺周围静脉丛位于其包膜的周围,T_2WI 信号强度等或高于外周带,横断面前列腺 4~5 点和 7~8 点处显示较明显,正常时两侧对称,当两侧不对称,与肿瘤相邻处出现 T_2WI 低信号时,则认为是静脉丛受侵的征象。精囊腺的侵犯通常表现为前列腺内 T_2WI 低信号癌灶向精囊内直接延伸,但由于精囊炎、精囊萎缩等良性病变亦可造成类似信号改变,因此还需要结合 DWI 及 DCE-MRI 序列来综合评价精囊是否受累。淋巴结转移时在 T_2WI 序列上主要表现为淋巴结体积增大、形态变圆(正常淋巴门消失)及与原发灶类似的低信号改变,但早期淋巴结转移的影像学诊断仍存在一定困难。骨骼的转移表现为在 T_2WI 高信号黄骨髓的背景下出现局灶性等低混杂信号,低信号的程度取决于是否为成骨性转移,结合 T_2WI 脂肪抑制、T_1WI 及 DWI 序列,有助于同其他良性骨病变相鉴别。

（二）DWI

一些研究认为 DWI 在前列腺癌的诊断、分期和侵袭性评估等方面明显优于 T_2WI，尤其是针对前列腺外周带病灶。前列腺的不同病变组织病理学特点不同，因而前列腺癌、前列腺炎症、前列腺增生等有不同的 ADC 值，典型前列腺癌病灶 DWI 常表现为高信号，ADC 值低于周围正常组织。但研究表明部分增生和炎症病灶的 ADC 值会同癌灶有一定重叠，特别是肉芽肿性炎、脓肿等，仅根据 DWI 表现极易误诊，还需要结合临床病史及增强扫描等信息帮助鉴别。很多研究表明癌灶的 ADC 值与肿瘤恶性程度（Gleason 分级）具有很高的相关性，通常恶性程度越高的肿瘤组织内部细胞密度越高，水分子扩散受限越明显，ADC 值也越低，因此通过 ADC 值可以无创的评估肿瘤组织的病理学分级。此外，DWI 还可以比较清楚地显示淋巴结转移和骨转移病灶，转移灶多呈与原发灶类似的明显高信号。

（三）T_1WI

T_1WI 对前列腺的解剖结构显示不清，对前列腺癌病灶的定位与定性诊断帮助不大，主要用来初步判断前列腺、精囊腺内的出血（图 3-2-3）及明确腺体的边界，同时可用于观察骨转移情况，尤其是在静脉注射钆对比剂增强扫描的基础上。前列腺穿刺活检后内部常会有不同程度的出血，亚急性的出血灶 T_2WI 表现为低信号，与癌组织鉴别有时较为困难，但 T_1WI 序列上多表现为高信号，有助于两者的鉴别。肿瘤侵犯前列腺周围脂肪组织在 T_1WI 序列观察较好，表现为高信号的脂肪组织内出现低信号软组织影，尤其在前列腺的后外侧，称为前列腺精囊角的区域，此结构的消失是典型前列腺癌周围脂肪浸润的表现。精囊正常时双侧基本对称，呈 T_1WI 低信号，当出现双侧不对称或膀胱精囊角变窄消失时，则提示精囊可能已被肿瘤侵犯，增强扫描表现为精囊内较早期明显强化灶，与前列腺内病灶相连续。骨转移灶在 T_1WI 序列上显示非常清晰，表现为在高信号黄骨髓的背景衬托下的局灶性低信号灶，增强后明显强化，可表现为与原发灶类似的"快进快出"强化模式。

（四）DCE-MRI

前列腺癌的生长伴随着大量不成熟微血管的生成，新生的毛细血管壁具有不连续的基底膜，通透性较高，造成增强扫描时进入肿瘤组织的对比剂多且快，典型前列腺癌组织常表现为早期明显强化，随后迅速廓清的特征。通过静脉团注对比剂后动态观察靶组织信号强度随时间推移而出现的变化，即时间 - 信号曲线，可有助于临床前列腺疾病良恶性的鉴别。Ⅰ型流入型曲线多见于前列腺良性病变，Ⅲ型流出型曲线多见于前列腺癌（图 3-2-4），而Ⅱ型平台型曲线两者均可见，但时间 - 信号曲线的类型在移行带良性前列腺增生、炎性病变和肿瘤性病变间存在很大的重叠。此外，部分血供相对较少的前列腺癌

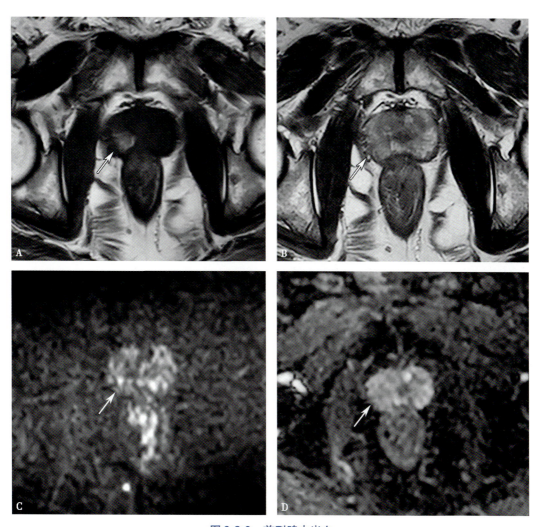

图 3-2-3 前列腺内出血

A. 横断面 T_1WI；B. 横断面 T_2WI；C. 横断面 DWI；D. 横断面 ADC 图，前列腺体部右侧部分（箭）可见斑片状 T_1WI 高、T_2WI 不均匀稍低信号灶，相应区域 DWI 及 ADC 图未见明显异常信号

还可表现为缓慢持续的强化特征。还要注意发生于移行带的癌灶，强化后的对比度往往不如外周带癌灶明显，主要是由于正常前列腺移行带的血供本身就比外周带丰富，同时前列腺增生结节又多发生于移行带，而增生结节也多表现为早期明显不均匀强化，所以对发生于移行带的癌灶，增强早期与增生结节或移行带本底强化难以明显对比显示。此时应强调增强晚期表现，增强晚期由于增生结节和移行带持续强化趋于均匀，而癌灶由于对比剂廓清较快此时常表现为相对稍低信号，有助于前列腺癌病灶的检出和判断。

依据时间-信号曲线可以直接获得相关血流动力学半定量参数，如开始强化时间、达峰时间、强化程度、强化率、廓清率等。还可以通过拟合多种已知的药代动力学模型（如常见的 Tofts 模型、Buckley 模型、Larsson 模型等）进行分析计算得到相关定量参数，如对比剂容积转换常数(volume transfer constant of the contrast agent, K^{trans})、单位组织漏出间隙比例(Ve)和比率常数(Kep)等。关于 DCE-MRI 的半定量和定量分析中的各参数值是否可以鉴别前列腺癌、良性前列腺增生、前列腺炎症和正常前列腺组织,国内外诸多研究结果依然存在分歧,尤其中央腺体前列腺癌和良性前列腺增生间各参数仍存在较大重

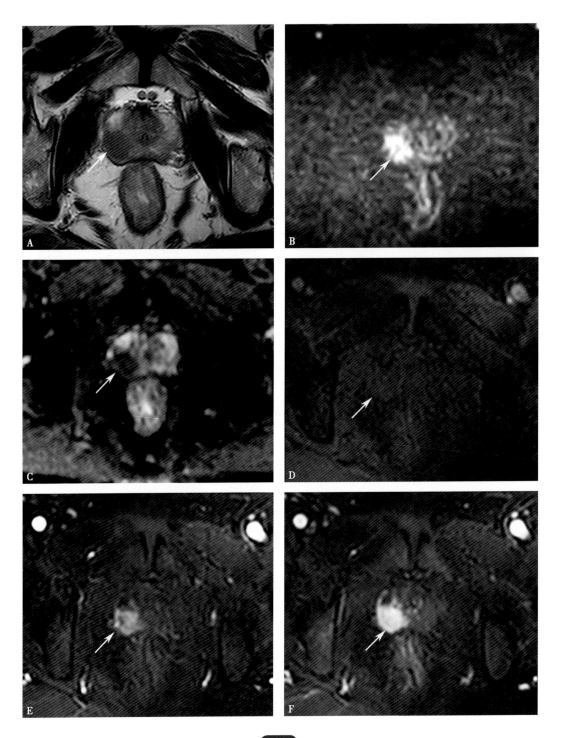

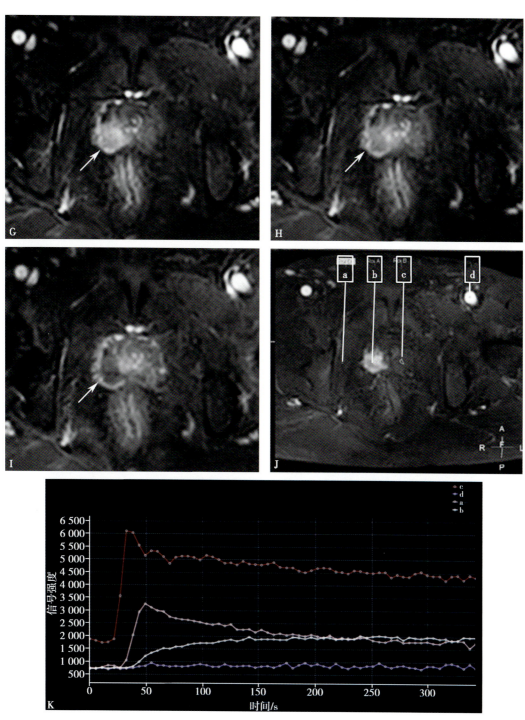

图 3-2-4　前列腺癌多参数 MRI 表现

A. 横断面 T_2WI；B. 横断面 DWI；C. 横断面 ADC 图；D～I. 横断面抑脂 T_1WI 动态增强；J. 横断面增强 T_1WI；K. 各区域时间 - 信号增强曲线；A～C. 前列腺体部右侧外周带斑片状 T_2WI 低、DWI 高、ADC 图低信号灶；D～I. 相应区域动态增强扫描可见早期明显强化，强化达峰值后迅速廓清，延迟期呈相对低信号；J、K. 动态增强相应区域的时间 - 信号曲线（b 线）呈"流出型"（其中 a 代表盆底肌肉，b 代表前列腺癌区域，c 代表对侧正常区域，d 代表动脉血管）

叠,目前尚未建立统一的诊断标准。文献报道,与常规 T_2WI 比较,DCE-MRI 早期强化的图像能更好地显示肿瘤的界限,联合 DCE-MRI 和 T_2WI 对评价前列腺癌包膜外侵犯和分期的准确性比单独运用 T_2WI 增高。

(五) MRS

通过测量 Cit、Cho 和 Cre 等的浓度与比值,一般采用(Cho+Cre)/Cit 比值来评估前列腺癌的可能性,此比值具有较高的特异性,可在前列腺良、恶性病变鉴别诊断中发挥重要作用。MRS 显示前列腺癌区域 Cit 峰明显降低或消失,Cho 峰相对于正常前列腺组织升高,常出现两峰倒置,利用(Cho+Cre)/Cit 的比值可更有效地鉴别癌和非癌组织(图 3-2-5),但目前尚无绝对的数值标准。常规 MRI 敏感性高,而 MRS 特异性高,两者可以实现优势互补。除了 Cho、Cit 和 Cre 外,前列腺波谱还可以显示前列腺癌所引起的其他代谢物的改变,体外前列腺组织的高分辨 MRS 研究发现几种新的代谢标记物也可用于前列腺癌的诊断,包括多胺、肌醇、鲨肝醇和牛磺酸等。其中最有意义的是多胺,与 Cho 复合物一样,细胞多胺水平的改变与细胞分化增殖有关,在正常前列腺的外周带和良性增生的移行带中其波谱峰值较高,而在前列腺癌中则明显下降,有助于对前列腺癌进行鉴别诊断,尤其在前列腺基质增生和前列腺癌的鉴别诊断中,当两者(Cho+Cre)/Cit 的比值接

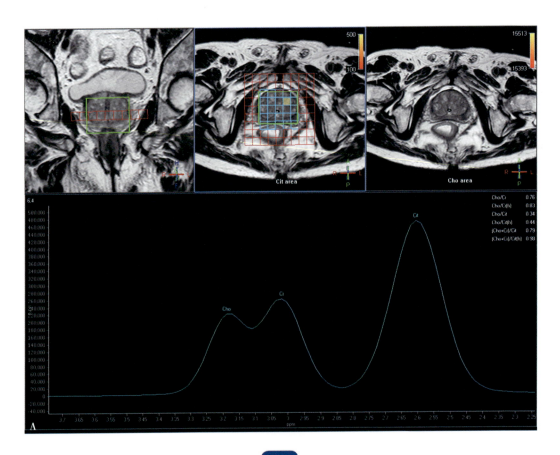

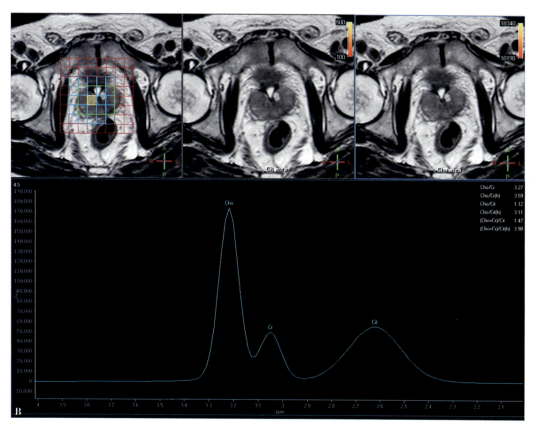

图 3-2-5　前列腺磁共振波谱

A. 良性前列腺增生 MRS；B. 前列腺癌 MRS，良性前列腺增生 MRS 各代谢峰变化不明显，(Cho+Cre)/Cit=0.70，前列腺癌 MRS 的 Cho 峰明显增高，而 Cit 峰明显降低，两峰倒置，(Cho+Cre)/Cit=3.98

近时，多胺代谢水平的检测对其鉴别诊断就更为重要。MRS 除了对前列腺癌的定位、定性具有较高特异性外，还有助于前列腺癌的侵袭性评估以及对前列腺癌治疗反应的监测和治疗效果的评价。但 MRS 在前列腺的检查中也存在较大的局限性，如对机器设备要求较高，成像时间较长，对较小病灶（直径小于 5mm）检出不敏感，可重复性较差，以及穿刺活检后出血导致局部磁场不均匀时出现结果错误等，因此限制了其进一步的临床广泛应用。

四、鉴别诊断

前列腺癌主要需与以下几种疾病鉴别：①良性前列腺增生；②前列腺炎症；③前列腺脓肿；④前列腺结核；⑤前列腺转移癌。

（一）良性前列腺增生

前列腺增生根据组织病理分型可分为：腺体增生结节、基质增生结节和腺体与基质混合增生结节。腺体增生和混合型增生结节主要发生于前列腺移行带，T_2WI 多呈高信号，信号均匀或不均，边界较清，部分结节周围可见低信号包膜影，相对于移行带呈低信号的前列腺癌病灶而言，两者信号特点各异，鉴别难度不大。基质增生结节 T_2WI 呈低信号，前列腺癌同样也呈 T_2WI 低信号，但发生于移行带典型的前列腺癌常呈"透镜状"或"水滴状"，且境界不清，多数位于前列腺移行带前部，而基质增生结节边界相对较清，并且常为多发，两者可进行鉴别。对于鉴别困难者，可结合 mpMRI 其他构成序列，如 DWI、DCE-MRI、MRS 等。前列腺癌组织由于细胞结构密集，内部水分子扩散受限明显，因此 DWI 信号与增生结节相比更高，而 ADC 值更低；并且由于癌组织内部新生血管密度增加，因此动态增强扫描多呈早期明显强化且持续强化时间短，时间-信号强度曲线多呈"流出型"模式，而增生结节多呈渐进性持续强化；此外，MRS 出现 Cit 峰明显下降和／或（Cho＋Cre）/Cit 比值显著增高，则高度提示前列腺癌的诊断。另外，诊断时还需要结合患者临床体征及实验室检查等综合判断，前列腺癌结节直肠指诊质地较增生结节坚硬，且血清 PSA 水平多明显且持续升高。

（二）前列腺炎症

前列腺炎不是单一的疾病，而是一组临床症候群，是具有多种独特形式的综合征。传统的 Meares-Stamey 尿"四杯法"将其划分为急性细菌性前列腺炎、慢性细菌性前列腺炎、慢性非细菌性前列腺炎和前列腺痛。1995 年美国国立卫生研究院制定了前列腺炎的新分类方法，1998 年国际前列腺炎协作网络（International Prostatitis Collaborative Network，IPCN）会议将其修订后分为四型：急性细菌性前列腺炎（Ⅰ型）、慢性细菌性前列腺炎（Ⅱ型）、慢性无菌性前列腺炎／慢性盆腔疼痛综合征（Ⅲ型）和无症状炎症性前列腺炎（Ⅳ型）。

急性细菌性前列腺炎多见于年轻男性，临床多表现为尿频、尿急、尿痛、尿道烧灼感等下尿路刺激症状，而其他类型前列腺炎有时临床症状并不太明显。mpMRI 有助于将前列腺炎与前列腺癌进行鉴别。前列腺炎和前列腺癌均好发于前列腺外周带，两者 T_2WI 信号相仿，均呈低信号改变，但前列腺炎症时前列腺轮廓常无异常改变，前列腺包膜光整，常表现为 T_2WI 外周带弥漫性或斑片状不均匀低信号改变，境界不清，而外周带前列腺癌常表现为较前列腺炎 T_2WI 信号更低的结节或肿块，边界清晰，形态可不规则，局部前列腺轮廓隆起，包膜毛糙、不光整，可突破包膜生长，侵犯周围结构。DWI 可显示前列腺炎和前列腺癌扩散受限程度间的差异，前列腺炎常呈 DWI 等或稍高信号，而前列腺癌扩散受限更明显，呈 DWI 明显高信号，同时 ADC 值明显降低。DCE-MRI 上前列腺癌呈早期明显强化，持续强化时间短，随后迅速廓清，时间-信号强度曲线多呈"流出型"；而前列腺炎开始强化时间相对略晚，且强化持续时间较长，时间-信号强度曲线多呈"平台型"(图 3-2-6)。此外，MRS 可为两者鉴别提供额外的信息。前列腺癌和前列腺炎均可引起 Cit 峰下降和/或（Cho＋Cre）/Cit 比值增高，但两者之间仍存在一定差异，前列腺癌较前列腺炎 Cit 峰下降或（Cho＋Cre）/Cit 比值增高更明显。另外，还应密切结合患者症状、体征及实验室检查，急性前列腺炎患者常具有发热、尿频、尿急等相应的症状，直肠指诊时常有触痛，可触及软结节，血清 PSA 水平升高且短时间内波动较大，而前列腺癌则结节质地较为坚硬，PSA 水平常明显持续升高。

（三）前列腺脓肿

前列腺脓肿通常由延误治疗的急性前列腺炎发展而来，临床表现为发热、尿频、尿急、尿痛、排尿困难等尿路刺激症状，严重者可出现尿道流脓、血尿和脓尿，甚至出现全身脓毒血症。实验室检查尿常规、清洁中段尿、脓液培养和药敏试验是必不可少的，且应

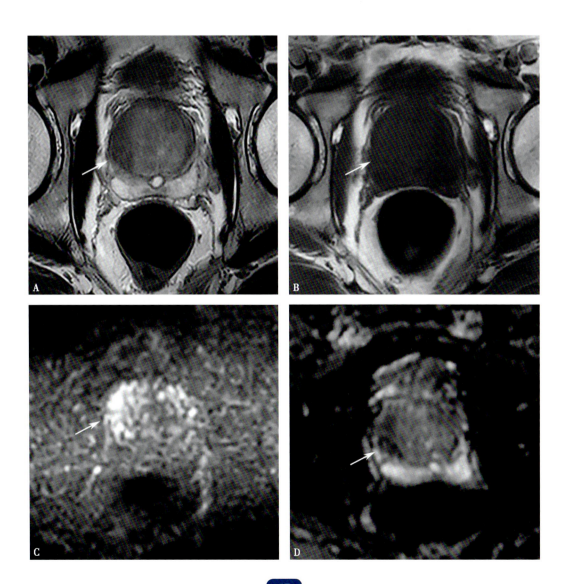

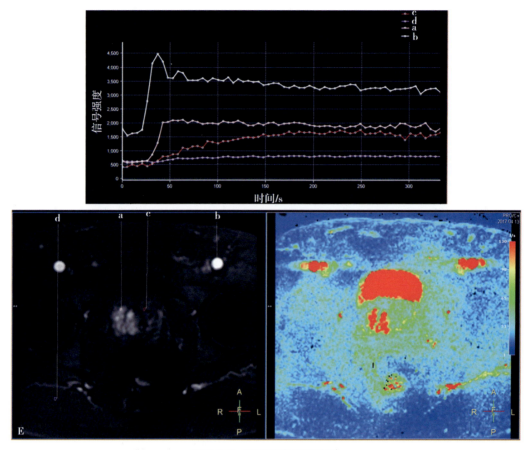

图 3-2-6 前列腺炎 MRI 表现

A. 横断面 T_2WI；B. 横断面 T_1WI；C. 横断面 DWI；D. 横断面 ADC 图；E. 动态增强时间 - 信号强度曲线，前列腺体部移行带右侧一斑片状不均匀 T_2WI 稍低、T_1WI 等、DWI 稍高、ADC 图稍低信号灶（白色箭头），相应区域（a 区）动态增强扫描可见早期明显强化，时间 - 信号强度曲线呈"平台型"表现（a 为前列腺炎区域，b 为动脉，c 为对侧正常区域，d 为盆腔肌肉）

同时进行真菌、厌氧菌和支原体培养。mpMRI 有助于将前列腺脓肿与前列腺癌进行鉴别，成熟的脓肿脓腔表现为 T_1WI 等高信号，T_2WI 高信号，DWI 明显扩散受限呈高信号，相应 ADC 图为低信号；脓肿壁呈 T_1WI 等或稍高信号，T_2WI 低信号；动态增强扫描可清晰显示脓肿壁，脓肿形成早期，脓肿壁不完整，呈中等程度环状强化，边界模糊，而脓肿成熟期，脓肿壁呈明显均匀强化，内侧缘光滑，但脓腔本身增强各期均不强化，这一点对鉴别诊断很有帮助（图 3-2-7）。

（四）前列腺结核

原发于前列腺的结核少见，常与其他部位的结核同时存在，多继发于泌尿系统结核（如肾结核等）。血清 PSA 水平正常或轻度升高；结核菌素试验多呈阳性。临床表现主要为尿频、尿急、排尿困难等尿路刺激症状。仅凭 MRI 单一序列难以将前列腺结核同前列腺其他病变进行鉴别,而 mpMRI 有助于增加鉴别诊断的信心,前列腺结核 MRI 表现可分为结节型和弥漫型,结节型病灶形态具有多形性,T_2WI 序列病灶呈明显低信号具有特征性;弥漫型多累及前列腺多个区带,T_2WI 呈多发斑片状或弥漫性信号减低,DWI 信号稍高、ADC 值减低。除此之外,MRS 可提高鉴别前列腺结核与前列腺癌的准确度,前列腺结核(Cho+Cre)/Cit 比值常在正常范围,而前列腺癌(Cho+Cre)/Cit 比值常显著增高。另外,前列腺结核常合并脓肿形成,增强扫描呈环形强化,并且病变可累及其他邻近组织,如膀胱、精囊腺和附睾等,但一般不伴有骨质破坏及盆腔淋巴结肿大的改变。而前列腺癌血清 PSA 水平常显著升高,并且常伴有盆腔淋巴结肿大以及骨质破坏等转移征象。因此,根据 mpMRI 表现、PSA 水平测定、结核菌素试验以及临床症状综合分析有助于前列腺结核与前列腺癌的鉴别。

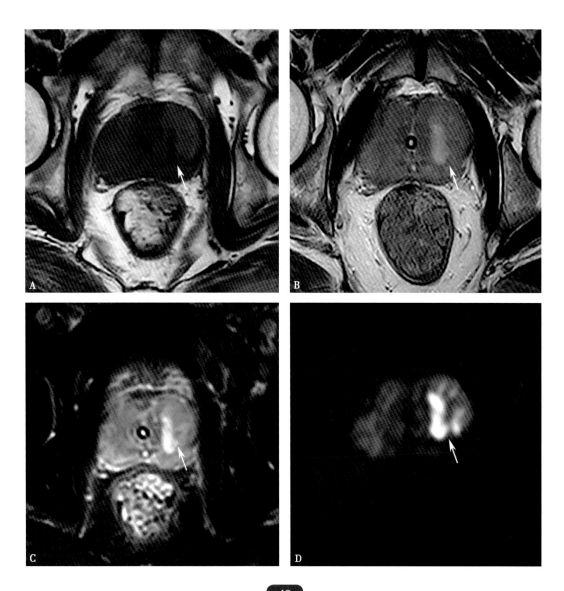

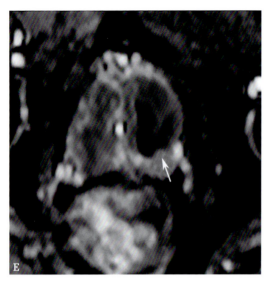
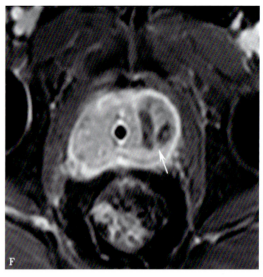

图 3-2-7　前列腺脓肿 MRI 表现

A. 横断面 T_1WI；B. 横断面 T_2WI；C. 横断面 T_2WI 脂肪抑制；D. 横断面 DWI；E. 横断面 ADC 图；F. 横断面 T_1WI 脂肪抑制增强，前列腺体部移行带左侧（箭）一斑片状 T_1WI 不均匀等高、T_2WI 与 T_2WI 脂肪抑制高信号灶，病灶内缘可见短条状 T_1WI 低、T_2WI 与 T_2WI 脂肪抑制更高信号，相应区域呈 DWI 高、ADC 图低信号，增强扫描示 T_2WI 更高信号区未见明显强化

（五）前列腺转移癌

前列腺转移癌十分罕见，多为全身广泛转移的恶性肿瘤同时累及前列腺，常见于消化道肿瘤、肺癌及恶性黑色素瘤等。前列腺转移癌的诊断主要依靠相关的原发肿瘤病史，MRI 表现并无明显特异性。临床上可以通过检测血清 PSA 水平判断肿瘤是否为前列腺上皮来源，进而为鉴别诊断提供一定价值，但最终诊断仍需依赖于病理学及免疫组化检测。

（六）其他肿瘤侵及前列腺

前列腺周围脏器的原发肿瘤如膀胱、精囊或直肠等均可直接侵犯前列腺。MRI 具有软组织分辨率高的优势，通过多维成像可以较清晰地显示和确定原发肿瘤及其与前列腺的关系。

（赵文露　陈　彤　杨　硕　沈钧康）

参 考 文 献

1. 周良平，王霄英，丁建平. 正常前列腺、前列腺癌和良性前列腺增生的 MR 波谱成像代谢特征并与病理结果对照 [J]. 中华放射学杂志，2005，39（1）：50-53.
2. Siegel R L，Miller K D，Jemal A. Cancer statistics，2018[J]. Ca A Cancer Journal for Clinicians，2018，68（1）：7-30.

3. Chen W, Zheng R, Baade P D, et al. Cancer statistics in China 2015 [J]. Ca Cancer J Clin, 2016, 66(2): 115-132.

4. Fütterer J J, Briganti A, De V P, et al. Can Clinically Significant Prostate Cancer Be Detected with Multiparametric Magnetic Resonance Imaging? A Systematic Review of the Literature[J]. European Urology, 2015, 68(6): 1045-1053.

5. 李春媚, 陈敏, 李飒英. 3.0 T MR 动态增强扫描定量分析诊断前列腺癌的初步研究 [J]. 中华放射学杂志, 2011, 45(1): 50-54.

6. 中华放射学杂志前列腺疾病诊疗工作组. 前列腺癌 MR 检查和诊断共识 [J]. 中华放射学杂志, 2018, 52(10): 743-750.

7. 王良, 陈敏, 沈钧康. 与时俱进, 积极推广前列腺 MRI 检查和诊断规范 [J]. 中华放射学杂志, 2018, 52(10): 731-733.

第四章

前列腺影像报告和数据系统（PI-RADS）解读

第一节 PI-RADS v1 介绍与解读

前列腺癌为老年男性最常见的恶性肿瘤之一。近年来前列腺癌死亡率呈上升趋势。多参数磁共振（multiparameteric magnetic resonance imaging，mpMRI）检查作为前列腺癌的诊断方法和分期手段，越来越受到临床医师重视，但 mpMRI 诊断报告却存在诸如用语不规范、对病情不能准确判断以及与泌尿外科医生沟通困难等不足，因此规范前列腺磁共振成像报告就显得尤为必要。

欧洲泌尿生殖放射学会（European Society of Urogenital Radiology，ESUR）在 2012 年发表了第一版前列腺影像报告和数据系统（Prostate Imaging-Reporting and Data System version 1，PI-RADS v1）。针对前列腺癌检出、分期和淋巴结和骨转移，PI-RADS v1 要点有三：①提供前列腺 mpMRI 指南；②提供 mpMRI 临床适应证，以及最低要求和最佳的图像采集协议；③描述结构化报告系统。PI-RADS v1 旨在规范前列腺 MRI 报告，减少易混淆的影像描述和模糊的诊断结果，指导临床医生对前列腺疾病诊断和监测。本节分析整理文献资料，简要解析 PI-RADS v1 的内容并探讨其临床应用。

一、MRI 设备

直肠内线圈和相控阵（pelvic phased array，PPA）线圈可提供出色的信号噪声比（signal to noise ratio，SNR）。然而，存在成本和患者可接受性等方面的缺点。许多文章表明在没有直肠内线圈的情况下，mpMRI 仍在前列腺癌检出、定位和分期方面均显示出良好的效果。

二、3.0 T 成像

3.0 T 前列腺成像受益于更高的 SNR，无需使用直肠内线圈即可在短时间内获取高质量图像。3.0 T MRI 的局限性是较短的 T_2 和较长的 T_1 弛豫时间、磁敏感性伪影、介电效应、电磁波吸收比值和磁场的均匀性问题。但是，硬件、多通道线圈和并行成像技术的改进可解决上述大多数问题。

三、MRI 在前列腺癌患者的临床应用

低危前列腺癌患者：可选择的治疗方法包括根治性手术、放射疗法或主动监测（active surveillance，AS）（表 4-1-1）。通过确认不存在前列腺临床意义性癌，mpMRI 可以帮助管控低危患者并指导他们接受 AS。此外，mpMRI 可用于辅助神经和控尿手术，以及用于确定放射治疗的靶点。

中危前列腺癌患者：前列腺外扩散的风险明显增加，需要接受肿瘤分级评估。通过实施 mpMRI "分期扫描协议" 以检出包膜外侵犯。

高危前列腺癌患者：需接受核素骨扫描或 MRI "淋巴结和骨转移分期扫描协议" 以发现骨骼或淋巴结转移。如果需要局部分期的信息，则可以加上局部 "分期扫描协议"。

使用常规 MRI 进行前列腺癌的淋巴结分期是不可靠的，因为前列腺癌中 70% 的转移性淋巴结通常很小（<8mm）。但是，如果淋巴结转移的预计风险大于 40%，则应进行 MRI 或 CT 检查。泌尿外科医师使用较低的预计风险阈值（10%～17%）进行盆腔淋巴结清扫。

表 4-1-1 MRI 在前列腺癌治疗选择中的作用

	预期寿命	主动监测	根治性手术	放射治疗	激素
局部病变	10～15 年预期寿命（通常这些患者会在 75 岁以下）	是	是，考虑神经保留	外部或近距离放射治疗	否
局部病变	少于 10～15 年	是	很少	外部或近距离放射治疗	否
局部进展	任何	否	否	与激素结合	是
转移	任何	否	否	姑息	是

四、PI-RADS v1 图像采集协议（最低要求）

（一）病变检出的扫描协议

扫描时间 <30 分钟。图像应覆盖整个前列腺，包括 T_2 加权成像（T_2WI）、扩散加权成像（DWI）和磁共振动态对比增强（DCE-MRI）。使用 8～16 通道盆部相控阵线圈。在 3.0 T 或 1.5 T 设备下成像。应用抗（肠）蠕动药。

- T_2WI（横断面、矢状面）：1.5 T 时层厚为 4mm，3.0 T 时层厚为 3mm；在 1.5 T 和 3.0 T 时平面分辨率均为 0.5mm×0.5mm 至 0.7mm×0.7mm。
- DWI：1.5 T 时层厚为 5mm，3.0 T 时层厚为 4mm；1.5 T 时平面分辨率为 1.5mm×1.5mm 至 2.0mm×2.0mm，3.0 T 时平面分辨率为 1.0mm×1.0mm 至 1.5mm×1.5mm。
- 表观扩散系数（ADC）：至少在三个垂直方向上采集 0、100s/mm^2 和 800～1 000s/mm^2 3 个 b 值，保证 SNR 的质量。为了计算 ADC，应使用的最高 b 值为 1 000s/mm^2。
- DCE-MRI：1.5 T 和 3.0 T 时层厚均为 4mm；1.5 T 时平面分辨率为 1.0mm×1.0mm，3.0 T 时平面分辨率为 0.7mm×0.7mm。行定量或半定量 DCE-MRI 分析（可选）。单次注射对比剂后最大时间分辨率应为 15s，注射速率为 3ml/s。对于 DCE-MRI，连续采集图像 5 分钟以检出对比剂廓清。未增强的 T_1WI 图像可用于检测活检后的出血。
- 磁共振波谱（MRS）（可选）：需要 10～15 分钟的检查时间。MRS 感兴趣体积（volume of interest，VOI）与横断面 T_2WI 对齐且覆盖整个前列腺，同时最大程度地减少周围组织的影响；视野在各个方向上至少比 VOI 大 1.5 个体素，以避免卷折或向后折叠伪影；被划分至少 8×8×8 个相位编码步骤的矩阵，其体素小于 0.5ml；在前列腺边缘附近应用水和脂质信号的频谱选择性抑制技术以减少 VOI 中不需要的水和脂质信号；至少在前列腺边缘附近放置 6 个脂肪饱和带（可以位于 VOI 内部），以尽可能接近前列腺的形状；自动或手动匀场直到水分子共振高度一半处的谱线宽度在 1.5 T 时在 15～20Hz 之间，在 3.0 T 时在 20～25Hz 之间。

（二）前列腺癌分期的扫描协议

扫描时间约 45 分钟，用于评估最小的包膜外侵犯。最好使用直肠内线圈。图像应包括整个前列腺，以及应用抗（肠）蠕动药。

- 横断面、矢状面、冠状面 T_2WI：1.5 T 和 3.0 T 时层厚均为 3mm；1.5 T 平面分辨率为 0.3mm×0.3mm 至 0.7mm×0.7mm，3.0 T 时平面分辨率为 0.3mm×0.3mm 至 0.5mm×0.5mm。
- DWI 和 DCE-MRI 同检出协议。
- MRS 可选。

（三）淋巴结和骨转移分期的扫描协议

扫描时间约 30 分钟，评估淋巴结大小和骨转移。多数患者不需要。

- 下腰椎加骨盆冠状面 T_1WI（spin echo，SE 或 fast、turbo spin echo，F/TSE）：层厚 3mm
- 下腰椎加骨盆 3D 冠状面 F/TSE T_2WI：1.0mm 等距体素
- 下腰椎加骨盆冠状面 DWI（b 值 0 和 600s/mm^2）：层厚 3～4mm，平面分辨率 2.5～3.0mm 体素

- 颈椎和胸椎矢状面 T_1WI（SE 或 F/TSE）
- 颈椎和胸椎矢状面短 T_1 反转恢复（short T_1 inversion recovery，STIR）或 DWI

五、PI-RADS v1 分类评分标准

mpMRI 包括 T_2WI、DWI、DCE-MRI、MRS 等。

在 mpMRI 检查中，各种技术的相对临床价值有所不同：T_2WI 主要评估解剖结构，DWI 和 MRS 增加检出病变的特异性，DCE-MRI 在癌检出中具有较高的敏感性。

mpMRI 数据需要以简单且有意义的方式呈现给临床医师，最好使用结构化报告方案，该方案由以下各项组成：①PI-RADS v1 评分，用于表示前列腺癌风险及其侵袭性；②前列腺以外病变的位置和可能性；③相关的偶然发现。

回顾性文献分析显示 Likert-like 的 5 分评分系统适用于前列腺 mpMRI 评估。基于前列腺癌专家共识，PI-RADS v1 评分系统使用 5 分制标准：1 分，临床有意义的前列腺癌极不可能存在；2 分，临床有意义的前列腺癌不可能存在；3 分，临床有意义的前列腺癌是否存在模棱两可；4 分，临床有意义的前列腺癌可能存在；5 分，临床有意义的前列腺癌极可能存在。

基于专家共识意见和文献证据，ESUR 专家制定了 PI-RADS v1。在此评分系统中，对 T_2WI（外周带和移行带分别描述）、DWI、DCE-MRI、MRS 分别以 5 分制进行评分，然后，综合以上序列的评分给每个病变一个整体评分，以预测其为临床有意义癌的可能性。

六、PI-RADS v1 中 T_2WI 的应用及评分标准

虽然 T_2WI 能够清晰显示解剖分区和包膜，但仍不推荐单独用于诊断前列腺癌，而是联合功能磁共振成像（functional MRI，fMRI），因为 fMRI 能够有效提高前列腺癌诊断的敏感性和特异性。

PZ 前列腺癌在 T_2WI 上通常表现为圆形或模糊不清、低信号病灶。但是，诸如前列腺上皮内瘤变、前列腺炎、出血、萎缩、瘢痕和治疗后变化等情况都可以出现类似表现。PZ 前列腺病变的 T_2WI 评分标准：

1 分，呈均匀高信号；

2 分，线状、楔形或地图状低信号，边界不清；

3 分，中间表现，无法归类为 1 分、2 分或 4 分、5 分；

4 分，局限在前列腺包膜内分散的、均匀的低信号病灶或者肿块；

5 分，分散的、均匀的低信号病灶并具有前列腺包膜外侵犯或者或突破前列腺包膜（局部隆起或与包膜表面宽基底相接处＞1.5cm）征象（图 4-1-1）。

第四章 前列腺影像报告和数据系统（PI-RADS）解读

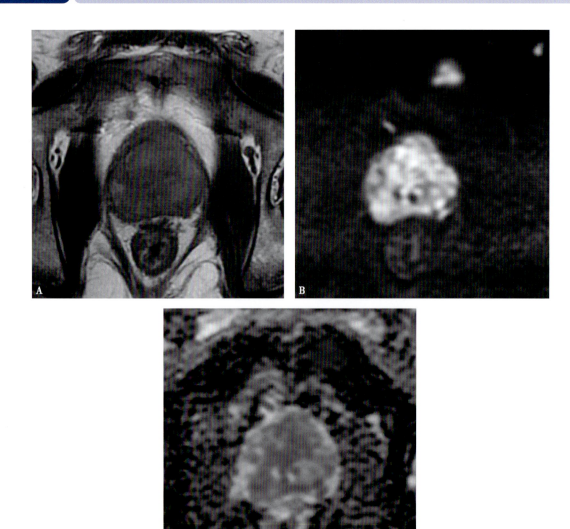

图 4-1-1　PI-RADS v1 T_2WI 评分示例

患者男性，59 岁，排尿困难半年，PSA 9.91μg/L。A. 横断面 T_2WI，前列腺弥漫信号减低，PI-RADS v1 评分 5 分；B. 横断面 DWI，前列腺弥漫高信号；C. 横断面 ADC 图，前列腺 ADC 值弥漫减低，提示扩散受限。术后病理证实为前列腺癌，Gleason 评分 5＋3 分

TZ 前列腺癌更难被检出，因为 TZ 良性前列腺增生和癌的信号强度特征通常重叠。TZ 前列腺癌通常表现为边缘不清晰的均质信号肿块，"擦木炭画征"（erased charcoal sign）、"凸透镜"或"水滴"样形状是典型征象。TZ 前列腺癌通常会突破移行带，并延伸到或前纤维肌基质带。TZ 前列腺病变的 T_2WI 评分标准：

1 分，有序紊乱呈不均匀肿瘤样结节信号，边界清晰；

2 分，有较多的均匀、边界清晰的低信号区域；

3分，中间表现，无法归类为1分、2分或4分、5分；

4分，较均匀低信号边界不清，呈现"擦木炭画征"；

5分，与4分相同影像表现，同时累及AFS或PZ前角，通常呈水滴状或凸透镜样改变。

注意事项：活检相关的出血可导致伪影，类似前列腺癌，并影响前列腺癌的定位和分期。为防止这种情况，活检与MRI之间的时间间隔至少应为4～6周。T_1WI可排除活检相关的出血。如果看到明显的出血，患者可在3～4周后重新检查。

七、PI-RADS v1中DWI的应用及评分标准

DWI的b值最低要求是0s/mm²、100s/mm²和800～1 000s/mm²，这些值的选择使得能够计算ADC值。对于最佳DWI，b值为0s/mm²、100s/mm²、500s/mm²和800～1 000s/mm²。TE应尽可能短（通常<90ms）。

前列腺癌在高b值DWI上显示出高信号强度，而在ADC图上显示低信号。但是，某些正常的前列腺组织，尤其是在TZ中，可在DWI上显示高信号强度且在ADC上显示低信号，从而类似前列腺癌，鉴别可通过使用非常高的b值（>1 000s/mm²）来解决。

为了进行定量评估，应使用ADC值。但是使用不同的场强、不同的b值和不同的模型拟合的ADC值会存在差异。同样，患者之间也存在很大差异。因此，应谨慎使用ADC值的绝对值。

注意事项：

与仅使用T_2WI相比，DWI可以提供前列腺癌侵袭性的信息，并提高了前列腺癌检出的特异性。DWI与主要病变的肿瘤体积密切相关。但是，DWI会受到磁化率效应的影响，从而导致空间失真和信号丢失。注意DWI需要使用较大的b值来减少T_2穿透效应，进而来抑制正常的前列腺组织的背景信号，并且应配合使用ADC图。

前列腺病变的DWI评分标准：

1分，与腺体组织相比，ADC无降低，高b值DWI图像（b≥800s/mm²）信号不增高；

2分，在b≥800s/mm²的DWI图像上呈弥漫性高信号且为低ADC；但无局限性特征，可呈线性、三角形和地图状；

3分，中间表现、无法归类为1分、2分或4分、5分；

4分，局限性低ADC区域，且在高b值（b≥800s/mm²）DWI图像上等信号（图4-1-2）；

5分，在高b值（b≥800s/mm²）DWI图像上呈现局限性高信号区域或肿块，且ADC图为低信号。

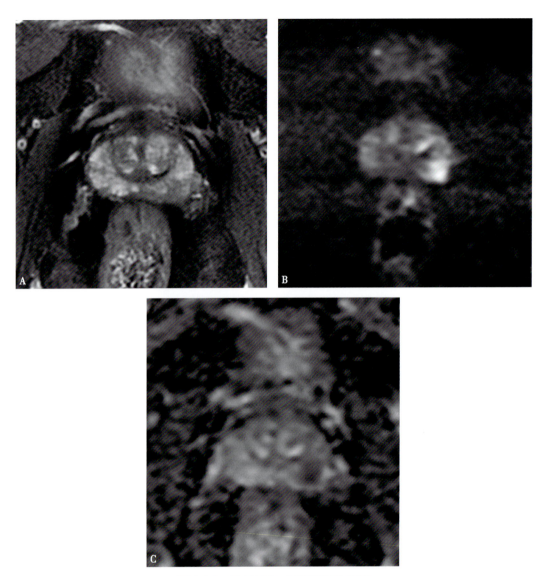

图 4-1-2　PI-RADS v1 DWI 评分示例

患者男性，71 岁，发现 PSA 升高 2 周，PSA 7.76μg/L，A. 横断面 T$_2$WI，左侧 PZ 低信号病变；B. 横断面 DWI，左侧 PZ 病变呈明显高信号；C. 横断面 ADC 图，左侧 PZ 病变 ADC 值明显减低，PI-RADS v1 评分 5 分。穿刺病理证实为前列腺癌，Gleason 评分 3+4 分

八、PI-RADS v1 中 DCE-MRI 的应用及评分标准

DCE-MRI 主要采用快速静脉团注法（2～4ml/s）将对比剂注入体内，并通过获得高的时间分辨率（10s）图像来评价前列腺血管药代动力学特征，包括前列腺癌血管特征。DCE-MRI 由一系列横断面 T$_1$WI 梯度回波序列组成。T$_1$WI DCE-MRI 成像数据可以通过三种方式进行评估：定性，半定量或定量。

DCE-MRI 用于前列腺癌的检出、定位、分期和复发判断。针对临床上出现的模棱两可的病例，DCE-MRI 可检出 93% 的有临床意义的前列腺癌。在先前接受经直肠超声（TRUS）引导活检阴性且前列腺特异性抗原水平升高的患者中，DCE-MRI 在病变检出中具有重要作用。DCE-MRI 在外周带前列腺癌定位方面可优于 T_2WI。DCE-MRI 亦可提高分期的准确性，对于前列腺癌切除术后和放疗后复发的检出也具有重要意义。

注意事项：

DCE-MRI 用于前列腺癌定位和局部分期，应将其与 T_2WI 和 DWI 结合使用，因为仅使用 DCE-MRI 对于前列腺炎、良性前列腺增生和 TZ 前列腺癌进行区分比较困难。

前列腺病变的 DCE-MRI 评分标准：

1 分，Ⅰ型曲线流入型

2 分，Ⅱ型曲线平台型

3 分，Ⅲ型曲线流出型

+1 分，局部增强病变且为Ⅱ型或Ⅲ型曲线

+1 分，不对称病变或病变位置较为特殊，Ⅱ型或Ⅲ型曲线的病变

九、PI-RADS v1 中 MRS 的应用及评分标准

MRS 应使用 3D 化学位移成像扫描方案。

MRS 可用于检出前列腺癌且提供肿瘤侵袭性的信息，是检出癌症复发和监测治疗反应的有效工具。由于 MRS 空间分辨率有限，因此不能提供肿瘤分期信息。用于诊断前列腺癌的相关代谢产物包括枸橼酸盐（Cit）（良性组织的标志物），肌酸（Cre）（对诊断无意义，但很难从胆碱中分解出来）和胆碱（Cho）（恶性组织的标志物）。在定量分析中，通过（Cho+Cre）/Cit 的比值估算所有代谢物的峰积分。外周带癌和移行带癌表现为至少两个相邻的体素的（Cho+Cre）/Cit 比值分别比平均比值高出 2 和 3 个标准差。在定性分析中，目测比较 Cit 和 Cho 的峰高。

注意事项：

MRS 可提供有关病变侵袭性的信息，但需要相关专业知识，且增加了检查时间。mpMRI 检查是否包括 MRS，取决于当地机构经验和实施的可行性。

前列腺病变的 MRS 评分标准（包括定性和定量分析）：

定性分析 MRS

1 分，Cit 峰高度超过 Cho 峰高度 2 倍以上

2 分，Cit 峰高度超过 Cho 峰高度大于 1 倍且小于 2 倍

3 分，Cit 峰高度与 Cho 峰高度相等

4分，Cho 峰高度超过 Cit 峰高度大于 1 倍且小于 2 倍

5分，Cho 峰高度超过 Cit 峰高度 2 倍以上

注意：在定性分析中，Cit 和 Cho 的相对峰高通过目视比较（模式分析）而非量化。

定量分析 MRS 需在至少三个相邻的体素进行

(Cho+Cre)/Cit 比值：

1分，低于正常值 1～2 个标准差

2分，高于正常值 1～2 个标准差

3分，高于正常值 2～3 个标准差

4分，高于正常值 3～4 个标准差

5分，高于正常值 4 个标准差

十、PI-RADS v1 中前列腺外病灶的评分标准

PI-RADS v1 是前列腺 MRI 诊断的一个完整评价体系，同时也包括对前列腺以外其他组织的典型特征进行评分。将前列腺包膜外病变、精囊、尿道外括约肌、膀胱颈解剖形态和信号改变作为评价指标，同时也使用 1～5 分制量化其病变的严重程度，侧面评估病变是否为前列腺癌（表 4-1-2）。

表 4-1-2 前列腺外病变评分标准

病变部位 / 检查发现	评分	病变部位 / 检查发现	评分
突破包膜（包膜外延伸）		尿道外括约肌	
邻接包膜	1	邻接肿瘤	3
包膜不规则	3	括约肌低信号消失	3
神经血管束增厚	4	异常增强延伸入括约肌	4
包膜突出且消失	4	膀胱颈	
可测的包膜外肿瘤	5	邻接肿瘤	2
精囊受侵犯		膀胱颈低信号消失	3
精囊扩张	1	异常增强延伸入膀胱颈	4
低 T_2WI 信号	2		
精囊角填充	3		
精囊增强或扩散受限	4		

十一、PI-RADS v1 在国内临床中的应用、局限性及展望

PI-RADS v1 对于泌尿外科医师、放疗科医师和影像科医师有很好的临床参考价值。

（1）临床 PI-RADS v1 的可操作性：PI-RADS v1 中每一种序列在前列腺癌诊断中的地位不尽相同，适当的组合模式能够获得较好的诊断效果。在临床实践中应充分考虑患者经济状况和检查时间，充分利用 PI-RADS v1 制定个性化检查方案才能获得较好的诊断效果。

（2）明确 mpMRI 检查的适应证：PI-RADS v1 呈现给临床的资料更简洁明确；利用 PI-RADS v1 评分可以更加精确地指导前列腺活检，从而减轻患者的痛苦。

（3）与泌尿外科医师沟通：PI-RADS v1 改变泌尿外科医师和放疗科医师对前列腺 MRI 的认识。PI-RADS v1 明确的评分替代了过去前列腺 MRI 报告模糊的描述，从而对疾病的评价和诊断更为客观。促进泌尿外科医师、放疗科医师与影像科医师沟通，同时也对前列腺癌随访提供便利。

（4）标准化诊疗方案：PI-RADS v1 从前列腺的 MRI 诊断入手，规范诊断标准，是泌尿外科医师、放疗科医师和影像科医师学习的最佳指南。

使用 PI-RADS v1 为缺乏经验的影像科医生提供了诊断标准，其益处在临床和研究中得到了验证。但是，PI-RADS v1 存在局限性，未描述如何运用每个序列评分来确定最终的总体评分。例如，一些影像科医生只是简单地将各个分数相加，以获得最终评分从 1 到 15（或在使用 MRS 时从 1 到 20），而一些影像科医生则试图主观的以 1 到 5 分来确定总体评分。这种评分的不确定性和主观性使影像科医生、临床医生和患者感到困惑。鉴于缺乏明确定义的总体评估方案，PI-RADS v1 难以在临床实践中实现评分一致性，因此并未得到广泛采用。

总之，尽管一些泌尿外科学者对 PI-RADS v1 作为前列腺癌诊断的一个完整的评价体系仍有争议，PI-RADS v1 应用存在诸多因素的限制，如磁共振设备的场强、线圈、不同扫描技术参数以及不同序列等，但应用 PI-RADS v1 的规范术语从而得出综合评价结果，减少主观性使得前列腺 MRI 报告更具客观性，有助于临床方案的制定。PI-RADS v1 作为前列腺癌诊断的参考，定将受到更多的重视和更广泛的临床应用。

（王　良　谢金珂　李拔森　李秋白　方俊华）

第二节　PI-RADS v2 介绍与解读

2012 年首次发表的前列腺影像报告和数据系统（PI-RADS），引起了专家和学者的普遍关注。采用 PI-RADS 规范前列腺 MRI 报告，具有较高的临床应用价值。2014 年的北美放射学年会上，美国放射学会、欧洲泌尿生殖放射学会和 AdMeTech 基金会合作开发并发布了第二版 PI-RADS（PI-RADS v2）。PI-RADS v2 对 mpMRI 的图像获取、解释和报告给出了指导性建议，对技术参数、报告的术语和内容进行了重新规范，旨在改善未经治疗的疑似前列腺癌患者的病灶检出、定位、定性和风险分层，总体目标是改善患者的预后。本节对 PI-RADS v2 的要点进行解读。

一、前列腺 MRI 检查要求

MRI 是目前公认的诊断前列腺癌最好的影像检查方法，前列腺 mpMRI 目前主要用于肿瘤的检测、定位、局部分期、危险度分级、监测及可疑复发的评估，并可以用于引导活检和指导治疗。

1. 磁场强度　推荐前列腺 MRI 检查使用 3.0 T MRI 设备，3.0 T MRI 较 1.5 T MRI 信噪比、空间分辨率、时间分辨率有所提高。但与磁化率相关的伪影可能会在 3.0 T MRI 增加。当患者有植入装置（例如，双侧金属髋关节假体）时推荐选择 1.5 T MRI。低于 1.5 T 的 MRI 因未得到很好的验证，不建议使用。

2. 线圈选择　直肠内线圈（ERC）与相控阵表面线圈结合应用可以增加图像 SNR，尤其适用于 DWI 和 DCE-MRI，同时对肿瘤分期也具有较大价值。但使用 ERC 会增加检查的成本和时间，增加患者的不适感，图像上腺体出现变形并产生伪影。对于 1.5 T MRI 设备而言，若要进行前列腺癌分期并得到分辨率高的图像，ERC 必不可少。在 3.0 T MRI 下不使用 ERC 的图像质量可与在 1.5 T MRI 下使用 ERC 所获得的图像质量相媲美。除了使用 ERC 以外，还有许多技术因素会影响 SNR，例如接收器带宽、线圈设计、射频链的效率。多通道体部相控阵线圈和射频通道（例如 16 个或更多）的 1.5 T 扫描设备在没有 ERC 的情况下也可以实现足够的 SNR。

3. MRI 检查时机及检查前准备　PI-RADS v2 中规定，如果穿刺活检在 MRI 检查前进行，MRI 检查的主要目的是检出临床有意义的前列腺癌，活检后出血不太可能严重影响临床有意义的前列腺癌的检出，因此无需在前列腺活检后延时 MRI 检查。前列腺活检后出血部位 MRI 上没有相应可疑发现时，该部位有临床有意义的前列腺癌的可能性很低。临床有意义的前列腺癌可位于出血以外的部位。但 mpMRI 对前列腺癌的分期会受活检后出血和炎症影响，因此当 MRI 检查的主要目的是进行前列腺癌 MRI 分期时，应考虑活检和 MRI 之间至少间隔 6 周。

4. 患者检查前准备　目前尚未达成共识，如为了减少肠蠕动可使用解痉剂，例如胰高血糖素、丁溴东莨菪碱或硫酸莨菪碱，可能仅对部分患者有益，但对部分患者则无必要，不仅增加成本，还可能会出现药物不良反应。直肠内的空气和/或粪便可导致伪影，从而影响 DWI 质量。因此，患者在检查前几个小时接受灌肠可能是有益的。然而，灌肠可促进蠕动，在某些情况下导致运动相关伪影增加。如果在初始 MRI 图像上直肠内含大量空气，则应让患者俯卧接受 mpMRI 检查或使用小导管抽吸减压直肠。患者在 MRI 检查前三天不要射精，以保持精囊最大扩张。

5. 影像科医师要尽可能获取患者的临床资料，包括动态 PSA 结果、穿刺活检日期和结果（穿刺针数、部位、阳性活检的 Gleason 评分和%）、直肠指诊结果、用药史（尤其是激素/激素消融术）、前列腺感染史、盆腔手术史、放疗史及家族史，这对于帮助影像科医师进行综合诊断具有较大价值。

二、PI-RADS v2 分类评分标准

前列腺癌最常起源于前列腺 PZ，其次为起源于 TZ，起源于中央带（central zone，CZ）的前列腺癌不常见。

PI-RADS v2 采用分割模型对前列腺、精囊和尿道外括约肌进行划分（图 4-2-1），共分为 39 个区域，其中前列腺 36 个、精囊 2 个、尿道外括约肌 1 个。在横断面截面图上，通过正中线（以前列腺尿道为标志）将前列腺分为左、右两部分，通过腺体中央的水平线将前列腺分为前、后部分。前列腺底部、体部和尖部的左/右外周带（PZ）被分为：前部（a）、后内部（pm）和后外部（pl）；前列腺底部、体部和尖部的左/右移行带（TZ）被分为：前部（a）和后部（p）。中央带（CZ）位于包括在射精管周围的前列腺底部。前纤维肌基质带（AFS）被分为：前列腺底部、体部和尖部。精囊被分为：左/右精囊。尿道括约肌位于前列腺尖部，沿尿道膜部可见。在患者的 MRI 图像中，许多前列腺具有增大或萎缩的部分，TZ 增大可挤压 PZ，在这种情况下，除了书面报告外，清楚标注在截面图上病变的位置对病变的定位尤其重要。采用分割模型便于前列腺 MRI 靶向活检的精确定位和治疗，并为前列腺癌根治术时手术剥离提供解剖信息。

mpMRI 检查包括 T_2WI、DWI 和 DCE-MRI。如果未行 DWI 或 DCE-MRI 检查或检查效果不佳时，需要在评分报告中说明，并用"×"表示缺失序列的评分。如果 DWI 和 DCE-MRI 二者均未做或者效果不佳，则不进行 PI-RADS 评分，而只评估肿瘤有无包膜外侵犯。在 PI-RADS v1 中提出了 T_2WI、DWI、DCE-MRI、MRS 序列的评分标准，但在 PI-RADS v2 中未纳入 MRS，也没有纳入其他一些目前尚处于研究阶段的序列，如扩散张量成像、扩散峰度成像、体素内不相干运动、血氧水平依赖 MRI 等。研究表明联合使用 T_2WI、DWI 诊断早期前列腺癌的敏感度、特异度和准确度分别为 85.71%、88.73% 和 87.74%。其他尚处于研究阶段序列的价值还有待于进一步验证，目前尚未形成共识。

1. 评估和报告　前列腺 mpMRI 检查的主要目的是识别和定位临床有意义的前列腺癌，但临床有意义的前列腺癌尚无普遍共识，PI-RADS v2 中临床有意义的前列腺癌在病理学上被定义为 Gleason 评分≥7（包括 3+4），和/或体积≥0.5ml，和/或前列腺癌包膜外

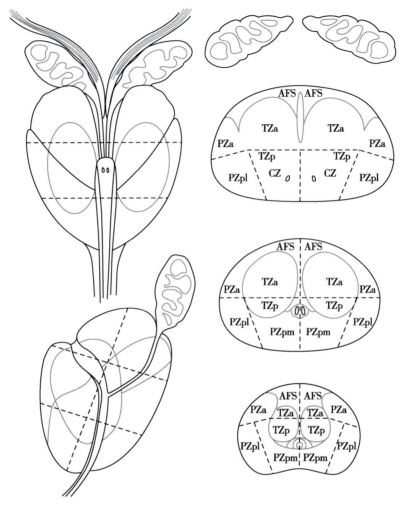

图 4-2-1 前列腺分割模型解剖示意图
PZ. 外周带，TZ. 移行带，CZ. 中央带，AFS. 前纤维肌基质，a. 前，p. 后，m. 内，l. 外，pl. 后外，pm. 后内

侵犯。PI-RADS v2 中根据前列腺 T_2WI、DWI 及 DCE-MRI 的 mpMRI 综合表现，对病变出现临床有意义的前列腺癌的可能性（概率）给出了评分方法。PI-RADS v2 评估类别：1 分：非常低，极不可能存在临床有意义的前列腺癌；2 分：低，不可能存在临床有意义的前列腺癌；3 分：中等，可疑存在临床有意义的前列腺癌；4 分：高，可能存在临床有意义的前列腺癌；5 分：非常高，极有可能存在临床有意义的前列腺癌。PI-RADS 评分 4 分或 5 分应考虑活检，PI-RADS 评分 1 分或 2 分则不考虑活检。注意 PI-RADS v2 不包括前列腺癌管理建议。前列腺癌管理建议必须考虑 MRI 表现及其他因素，包括实验室/临床病史和当地医院实际情况。因此，PI-RADS 评分 2 分或 3 分时，活检是否合适，取决于除 mpMRI 以外的其他因素。

对于前列腺 PZ 病变评分以 DWI 结果为主,例如 DWI 评分为 4 分,T_2WI 评分为 2 分,则 PI-RADS 评分为 4 分;前列腺 TZ 病变评分以 T_2WI 结果为主。

当 T_2WI 和 DWI 图像质量满足诊断标准时,DCE-MRI 在确定 PI-RADS 评估类别中起次要作用。病变不出现早期增强几乎不增加发生癌的可能性。前列腺炎的弥漫性强化不局限于特定的 T_2WI 或 DWI 的异常信号灶。对于 PI-RADS 评分 1 分或 2 分或 PI-RADS 评分 4 分或 5 分,DCE-MRI 不会对总体评估有所帮助。但是,在 PZ 中 DWI 为 PI-RADS 评分 3 分时,阳性 DCE-MRI 可增加发现临床有意义的前列腺癌的可能性,且可将评估类别升级为 PI-RADS 评分 4 分。同样,在 TZ 中 T_2WI 为 PI-RADS 评分 3 分时,DWI 可增加发现临床有意义的前列腺癌的可能性,并可将评估类别升级为 PI-RADS 评分 4 分。

前列腺体积:可使用手动/自动分割或体积公式计算来确定。

前列腺体积的计算公式:最大前后径×最大横径×最大纵径×0.52。

PSA 密度的计算公式:PSA/前列腺体积。

2.病变定位　前列腺癌通常是多灶性的。最大的癌灶通常出现最高的 Gleason 评分,且最有可能导致前列腺包膜外侵犯和阳性手术切缘。对于 PI-RADS v2,在截面图上最多可标定 4 个 PI-RADS 评分为 3 分、4 分或 5 分的病灶,并标出主要病灶,主要病灶是 PI-RADS 评分最高的病变。如果两个或多个病灶出现最高 PI-RADS 评分,则主要病灶应为显示包膜外侵犯的病灶,而不论病灶大小。即在相同 PI-RADS 评分的情况下,有包膜外侵犯的病灶,即便病灶小于无包膜外侵犯的病灶,也应定义为主要病灶。如果所有病灶均未显示包膜外侵犯,则应将最高 PI-RADS 评分的最大病灶视为主要病灶。如果有多于 4 个的可疑病灶,则仅应报告 4 个临床有意义的前列腺癌可能性最高(即最高 PI-RADS 评分)的病灶。

可选择报告 PI-RADS 评分为 2 分或绝对良性(例如囊肿)的病灶,作为指导后续活检的标志或在后续 mpMRI 检查中随访。如果可疑病变超出一个区域的边界,则应在分割图上将邻近区域标明(作为单个病变)。

3.病变测量　基于目前技术的 mpMRI 会低估前列腺癌的体积和范围,特别是对于 Gleason 3 级结构。还没有确定最合适的测量病变大小的 mpMRI 平面和脉冲序列。各种脉冲序列上病变大小差异的意义需要进一步研究。

PI-RADS v2 要求在横断面图像上报告可疑病灶的最大径。如果可疑病灶的最大径线是在矢状面和/或冠状面图像上,则应报告该成像平面上的最大径。如果在横断面图像上不能清晰确定病灶,则应在病灶显示最好的图像上报告测量结果。可使用适当的软件以确定病变的体积,或者测量病变的三个维度以计算病变体积。在 PZ 中,应在 ADC 上测量病变。在 TZ,应在 T_2WI 上测量病变。如果在 ADC(对于 PZ)或 T_2WI(对于 TZ)

上病变测量困难或图像质量不佳,则应在显示病变最好的序列上进行测量。在 mpMRI 报告中,应指出用于测量的图像序列。

4. 总体评估的注意事项　为了便于关联和同步切换图像,建议所有序列(T_2WI,DWI 和 DCE-MRI)的成像平面角度、位置和层厚均相同。确定病变的解剖区域至关重要,特别是可能有病灶的区域,包括前列腺底部的 CZ 和 PZ 分界以及 PZ 的前角与 TZ 和 AFS 的分界。

前列腺增生表现为 TZ 中均质或异质结节,呈现圆形/椭圆形、界限清晰并存在包膜,常见于 40 岁及以上的男性,通常表现为扩散受限和/或局灶性强化。这些表现不必给 PI-RADS 评分。此类结节偶尔存在临床有意义的前列腺癌,但可能性非常低。任何序列上双侧对称信号异常通常为正常的解剖结构或良性改变。如果某一序列(T_2WI,DWI,DCE-MRI)成像质量差或没有实施,则该序列 PI-RADS 分为"×"。对于 DWI 图像质量不佳或缺失,如果失败的原因可被纠正,通常重复此序列采集。如果无法做到这一点,则可使用替代脉冲序列来完成评估,但是注意使用替代脉冲序列具有明显的局限性。如果 DWI 和 DCE-MRI 图像质量均不佳或缺失,则评估应仅限于确定前列腺癌分期。

三、PI-RADS v2 中 T_2WI 应用分类标准

所有前列腺 mpMRI 检查均应获得 T_1WI 和 T_2WI 序列。T_1WI 图像主要用于确定前列腺和精囊内出血,并勾勒出前列腺轮廓;还可用于检出淋巴结转移和骨骼转移,尤其是静脉内注射对比剂后。

T_2WI 能清晰显示前列腺解剖结构,评估腺体内异常、精囊浸润、包膜外侵犯以及淋巴结受累情况。PZ 癌在 T_2WI 上通常表现为圆形或边界不清的低信号局灶性病变。但是,这些表现不具有特异性,其他良性病变[如前列腺炎、出血、腺体萎缩、良性增生、活检瘢痕及前列腺癌治疗后(激素,消融等)]也可出现类似表现。TZ 癌的 T_2WI 特征包括边缘不明显的均质低信号病变("擦木炭画征"或"污迹斑的指印"表现)、"凸透镜"或"水滴"样形状是典型征象。TZ 癌有时可能很难在 T_2WI 图像上被识别,因为 TZ 通常由相互混合、数量不等的腺体(T_2WI 高信号)和基质(T_2WI 低信号)组成,表现为信号不均。良性基质成分占主导的区域可类似或掩盖临床有意义的前列腺癌。PZ 和 TZ 癌可蔓延跨越解剖边界,侵袭性行为包括在腺体内(即跨越前列腺的局部区域)、侵入精囊或腺体外。

1. 技术参数　多平面(横断面、冠状面和矢状面)T_2WI 图像通常通过采用 2D 快速采集弛豫增强脉冲序列获得,常被称为快速自旋回波。为了避免模糊,应避免过长的回波链。

层厚:3mm,无间距。层面定位方向与 DWI 和 DCE-MRI 相同。

扫描野:通常为 12~20cm,以覆盖整个前列腺和精囊。

相位编码方向≤0.7mm,频率编码方向≤0.4mm。

使用各向同性体素进行 3D 采集,对于显示详细的解剖结构以及区分真正的病变和部分容积效应特别有价值。但是,软组织的图像对比度可能不如 2D T_2WI 图像,且分辨率可能低于 2D T_2WI 图像。

2. 前列腺 PZ 评分标准

1分:呈均匀高信号(正常)

2分:线状、楔形或弥漫性轻度低信号,边界模糊不清

3分:信号强度不均匀或界限模糊不清,呈圆形、中等低信号,包括其他不符合 2 分、4 分或 5 分标准者

4分:边界清楚,均匀中等低信号病灶或肿块,局限于前列腺内,最大径<1.5cm

5分:与4分影像表现相同,但最大径≥1.5cm,或有明确向前列腺外蔓延或侵犯表现

3. 前列腺 TZ 评分标准

1分:均匀中等信号强度(正常)

2分:边界清楚低信号或不均匀有包膜的结节(前列腺增生)

3分:信号强度不均匀,边缘模糊,包括其他不符合 2 分、4 分或 5 分标准者

4分:呈透镜状或边界不清,均匀中度低信号,最大径<1.5cm

5分:影像表现同 4 分,但最大径≥1.5cm,或有明确向前列腺外蔓延或侵犯表现

四、PI-RADS v2 中 DWI 应用分类标准

DWI 可以作为评估肿瘤侵袭性的非侵入性生物标志物。DWI 检查分为两部分:

1. ADC 图重建 需使用 2 个或多个 b 值的 DWI 图像,通过随 b 值增加信号强度衰减的单指数模型来计算和显示每个像素的 ADC 值。前列腺癌在 ADC 图上表现为低信号。前列腺癌的 ADC 值与 Gleason 分级呈负相关,但在前列腺增生、低级别或高级别前列腺癌间 ADC 值重叠较大。此外,ADC 值计算受 b 值选择的影响,且在不同设备供应商之间也不一致。因此,定性视觉评估通常被用作评估 ADC 的主要方法。ADC 值的计算采用 b 值为 750~950s/mm^2 的阈值,有助于鉴别 PZ 中良、恶性前列腺组织,低于该阈值的 ADC 值与临床有意义的前列腺癌相关。

2. "高 b 值" DWI 采用 b 值≥1 400s/mm^2,与正常组织相比,前列腺癌在扩散受限的区域显示高信号。与 ADC 图相比,高 b 值 DWI 可改善对临床有意义的前列腺癌的显示,尤其是邻近或侵犯 AFS、前列腺包膜下位置以及前列腺尖部和底部的癌灶。高 b 值 DWI 可通过机器直接扫描或计算合成两种方式获取,但前者需增加扫描时间,后者则通过从已获得的较低 b 值数据计算生成,不易产生伪影。随着 b 值的增加,SNR 下降,最佳的高

b 值与磁场强度、软件和设备供应商有关，目前尚无被广泛接受的最佳高 b 值。如果 SNR 足够高，b 值取 1 400～2 000s/mm² 或更高，更有利于诊断。

（1）技术参数：采用自由呼吸的平面回波（echo planar imaging，EPI）序列结合频谱脂肪饱和序列。TR≤3 000ms，TE≤90ms。

层厚 3mm，无间隔扫描，扫描方位应与 T_2WI、DCE-MRI 相同或相似。扫描野 16cm×16cm～22cm×22cm。相位编码、频率编码方向均≤2.5mm。

对于 ADC 图，如果由于时间或扫描设备限制而只能获取两个 b 值，最好将最小 b 值设置为 50～100s/mm²，最大 b 值设置为 800～1 000s/mm²。高 b 值图像：单一高 b 值≥1 400s/mm²，可以直接获得或从较低 b 值的图像计算。

（2）PI-RADS v2 评分标准（外周带或者移行带）：

1 分：在 ADC 图和高 b 值图像上无异常

2 分：ADC 图模糊不清低信号

3 分：在 ADC 图上呈局部轻、中度低信号，在高 b 值图像上呈等、轻度高信号

4 分：在 ADC 图上呈局部显著性低信号，在高 b 值图像上呈显著性高信号，横断面最大径＜1.5cm

5 分：影像表现同 4 分，但最大径≥1.5cm，或有明确前列腺外蔓延或侵犯。注意这些标准要考虑到：病变的形状和边缘、信号强度、大小；高 b 值图和 ADC 图的配对观察

（3）在 PI-RADS v1 中规定，1.5 T、3.0 T MRI 设备，DWI 扫描层厚分别为 5mm 和 4mm，以 b 值≥800s/mm² DWI 上信号特点来进行评分。而 PI-RADS v2 中建议，最小 b 值取 100s/mm²（而不是 0s/mm²），以便减少血流灌注对 ADC 值的影响，同时对 4 分、5 分的最大径做了具体的要求。

良性病变和一些正常的解剖结构（例如，结石和钙化、纤维化或致密的纤维肌基区域，以及一些来自先前的活检血液代谢产物）可在 T_2WI 和 ADC 图上无或呈极低的信号，但与临床有意义的前列腺癌不同的是，它们在所有 DWI 图像上表现显著性低信号。TZ 中某些良性前列腺增生结节没有清晰的包膜，其可在 ADC 图上显示为低信号，而在高 b 值 DWI 上显示为高信号，容易与前列腺癌混淆。尽管在某些情况下形态学特征有助于评估，但这也被公认为是 mpMRI 的诊断局限性。PZ 中有包膜的、边界清楚的、圆形结节可能是外突的良性前列腺增生结节，即使在 ADC 上是低信号，PI-RADS 评分也应为 2。

五、PI-RADS v2 中 DCE-MRI 应用分类标准

DCE-MRI 的图像获得基于经静脉注射含钆对比剂前中后进行快速 T_1WI 梯度回波扫描。前列腺癌常表现为早期强化，然而，前列腺癌后期增强表现具有异质性，一些表现为

快进快出强化模式，一些则呈持续强化模式。注意仅行 DCE-MRI 并不能确定临床有意义的前列腺癌，且早期不强化也不能完全除外前列腺癌，结合 T_2WI 及 DWI 可明显提高癌灶的检出率。

DCE-MRI 可避免遗漏一些小的、重要的癌灶，应仔细查找早期的局部强化。如果找到，则应仔细从相应的 T_2WI 和 DWI 图像发现相应的异常信息。目前，DCE-MRI 的额外价值还没有被确定，且大多数研究的数据表明，DCE-MRI 对于 T_2WI 和 DWI 组合的增加价值很小。因此，DCE-MRI 是前列腺 mpMRI 检查的重要组成部分，但 DCE-MRI 在决定 PI-RADS v2 最终评分中的作用低于 T_2WI 和 DWI。注意病变的阳性增强常发生在股动脉出现强化后的 10 秒内（取决于获取图像的时间分辨率、注入率、心输出量和其他因素）。

DCE-MRI 分析的最广泛使用的方法是通过手动滚动或使用电影播放模式，直接视觉评估每个层面位置 DCE-MRI 的各个时间点。运用脂肪抑制或减影技术（特别是在对比增强前 T_1WI 高信号的血液代谢产物存在的情况下）可改善增强的视觉评估。增强的视觉评估也可借助于后处理的参数图，该参数图对体素内的强化特征（如峰值、斜率）进行彩色编码。但是，减影图或参数图上的任何可疑发现必须在原图上确认。DCE-MRI 量化分析分为定量和半定量 2 种（详见第一章）。

1. 技术参数　尽管可选择使用 2D 或 3D 的 T_1WI 梯度回波序列，但 3D 是首选。DCE-MRI 通常需要几分钟的检查时间以更好地评估病变的强化特征。TR＜100ms，TE＜5ms，层厚 3mm，无间隔扫描，位置应同 DWI 和 T_2WI 一致。扫描野包含整个前列腺和精囊。频率编码、相位编码方向均≤2mm。采集的时间分辨率≤10s（首选＜7s）以显示局灶性早期强化。建议进行抑制脂肪和 / 或减少脂肪。钆对比剂剂量 0.1mmol/kg，注射流率 2～3ml/s，观察至少 2 分钟。

2. PI-RADS v2 的 DCE-MRI 评分标准（PZ 或 TZ）

DCE-MRI 阴性：早期无强化，或弥漫性强化不对应于 T_2WI 和 / 或 DWI 上的局部异常表现，或局灶性强化对应于在 T_2WI 上表现出 BPH 特征的病变。具有上述三者之一判定为 DCE-MRI 阴性。

DCE-MRI 阳性：局部性、早于或与邻近正常前列腺组织同时强化，且与 T_2WI 和 / 或 DWI 可疑病变相对应。

在 TZ 中，良性前列腺增生结节经常早期强化，但通常表现出特征性的良性形态（圆形、边界清楚）。当前列腺 PZ 的 DWI PI-RADS v2 评分为 3 分时，DCE-MRI 阴性，其 PI-RADS v2 评分仍为 3 分，但 DCE-MRI 阳性会使临床有意义的前列腺癌的相关表现的可能性增加，其 PI-RADS v2 评分升至 4 分。DCE-MRI 阳性或阴性对 PI-RADS v2 评分 1 分、2 分、4 分、5 分无影响。

3. 解释 DCE-MRI 应该始终结合 T_2WI 和 DWI　临床有意义的前列腺癌的局部强化应对应于 T_2WI 和 / 或 DWI 上的局部异常发现。当部分或全部前列腺的 DWI 图像质量不佳或缺失，评估无法进行时（例如，评分 ×），或对同一患者的多个病变进行评估时（例如，所有其他因素相同，最大的 DCE-MRI 阳性病变被认为是主要病变），DCE-MRI 可能会有所帮助。弥漫性强化 DCE-MRI 通常见于炎症（例如前列腺炎）。尽管浸润性癌症也可能表现出弥漫性强化，但并不常见，且表现为相应的 T_2WI 和 / 或 DWI 异常。在某些情况下，组织学上稀疏的前列腺癌与良性前列腺组织混合在一起，可以在 T_2WI 和 DWI 上表现是隐匿的，可能仅在 DCE-MRI 上才明显。但是，这些通常是低级别肿瘤。在某些情况下，强化可能是由于并发前列腺炎引起的。

六、MRI 分期

MRI 可用于确定 T 分期，应仔细检查前列腺尖部。当癌侵及外部尿道括约肌时，有切除括约肌的手术风险，导致控尿能力下降。该区域的肿瘤也可能对放射治疗有影响。对前列腺癌包膜外蔓延的精确评估需要高空间分辨率 T_2WI，其中包括评估神经血管束受累和精囊侵犯。高空间分辨率对比增强的脂肪抑制 T_1WI 可作为补充。

精囊受侵的特征包括在精囊内和 / 或沿精囊的局灶性或弥漫性低 T_2WI 信号和 / 或异常强化、扩散受限、前列腺底部和精囊之间的夹角消失以及肿瘤从前列腺底部蔓延到精囊内或周围。

用于评估前列腺癌包膜外蔓延的影像学特征包括神经血管束的不对称或浸润、前列腺轮廓突起、不规则或针状边缘、直肠 - 前列腺角消失、癌 - 前列腺包膜接触界面大于 10mm、前列腺癌直接突破蔓延前列腺包膜或浸润膀胱壁。

盆腔和腹膜后淋巴结分析：MRI 上异常淋巴结的检出目前仅限于大小、形态和形状以及强化模式。通常，尽管有转移灶的淋巴结并不一定增大，但若淋巴结短轴长度超过 8mm，被认为是可疑的转移灶。应评估的淋巴结组包括：腹股沟、闭孔、髂外、髂内、髂总、直肠旁、骶前、下腔旁和主动脉旁至主动脉分叉水平。此外，还应评估图像中是否存在骨转移。

报告：mpMRI 的检查结果报告应使用清晰、简洁和结构化的方式书写，这与检出相关病灶同样重要。

七、PI-RADS v2 在国内的临床应用、局限性及展望

PI-RADS v2 对于泌尿外科医师、放疗科医师以及影像科医师均具有很好的参考价值。我国参照国外 PI-RADS v2 分类评分标准，并与我国的实际相结合制定适用了前列

腺癌 MRI 检查和诊断规范共识。

1. PI-RADS v2 的临床适用性　在我国的前列腺癌 mpMRI 检查和诊断规范共识中提出了前列腺常规、最佳以及前列腺癌局部分期的 mpMRI 扫描方案，在临床应用中根据需要选择恰当的扫描方案，可以提高前列腺疾病的检出率和准确性。泌尿外科医师和放疗科医师可根据 PI-RADS v2 评分标准选择最佳的诊疗方案，使他们和影像科医师间对前列腺疾病的认识更加统一、客观，促进沟通，减少图像解读的差异。PI-RADS v2 建立了可接受的最低的前列腺 mpMRI 技术参数，从而使得放射报告中的专业术语和内容得以标准化。PI-RADS v2 使用 mpMRI 的数据进行的针对性活检，对指导临床前列腺癌恶性程度的分级和治疗、管理患者等方面有较大价值。

2. PI-RADS v2 的局限性及展望　PI-RADS v2 是将 mpMRI 应用到临床实践中所迈出的重要一步，但它仍有一些局限性，需要在将来的版本中解决。如前所述，DCE-MRI 在 PI-RADS v2 评分中仅扮演次要角色，对于外周带 PI-RADS 评分 1 分或 2 分或 PI-RADS 评分 4 分或 5 分，DCE-MRI 阳性根本不会对总体评估有所帮助，仅当 DWI 评分为 3 分的外周带病变升级为 PI-RADS v2 评分 4 分时，DCE-MRI 阳性才起作用。这与 PI-RADS v1 版本有很大不同。其次，虽然 DWI 和 T_2WI 在总体评分中起关键作用，但对于 DWI 的轻度、中度或显著扩散受限或 T_2WI 的低信号强度，没有严格的定义，它们的变化取决于技术参数。PI-RADS v2 的其他术语也具有很高的主观性。在某些解剖区域中使用 PI-RADS v2 评分系统也可能会有问题。前列腺 CZ 常表现为与临床有意义的前列腺癌相似的扩散受限，且在评分系统中也未描述区分 CZ 和临床有意义的前列腺癌的其他特征，例如对称性和位置。某些病变的位置可能不容易确定，例如尖部的 TZ 和 PZ 的区分，但根据 TZ 或 PZ 标准得到的 PI-RADS v2 评估得分可能会有很大差异。PI-RADS v2 制定了许多的评分标准，观察者之间一致性可达到良好或中等，但是这些标准仍需要澄清或调整。此外，mpMRI 数据采集的某些技术问题需要更新和完善。随着将来对前列腺研究的深入，不断积累 mpMRI、MRI 靶向活检和介入领域的证据，一些新的技术（如 MRS、扩散张量成像、扩散峰度成像、体素内不相干运动、血氧水平依赖 MRI 等）和对比剂（静脉超小型超顺磁性氧化铁）的应用等可能将写入 PI-RADS 的未来版本。

（王　良　谢金珂　李拔森　李秋白　方俊华）

第三节　PI-RADS v1 与 PI-RADS v2 比较

PI-RADS 旨在提高前列腺 MRI 检查和报告的标准化和一致性水平，减少模糊的影像描述及诊断结果，指导前列腺疾病的诊治。第一版和第二版 PI-RADS（PI-RADS v1 和 PI-

RADS v2)各有特点,本章前两节已对 PI-RADS v1 和 PI-RADS v2 进行了详细介绍和解读,本节将对二者进行比较。

2012 年欧洲泌尿生殖放射学会(ESUR)发布了 PI-RADS v1,其中包括前列腺 mpMRI 的临床适应证、最低和最佳成像采集协议,以及结构化分类评分系统。为了更新和完善 PI-RADS v1,并建立统一的国际标准,2015 年美国放射学会、欧洲泌尿生殖放射学会和 AdMeTech 基金会联合开发了 PI-RADS v2,其包括简化和标准化 mpMRI 报告的术语和内容,指定评估类别以描述临床有意义的前列腺癌的可能性,减少图像解读的差异性,推荐数据采集的技术参数。

PI-RADS v2 是在 PI-RADS v1 的基础上构建的,但仍有许多重要的区别。对于 PI-RADS v1,重点是前列腺 mpMRI 的临床应用、患者管理以及前列腺外侵犯/分期的评估。而 PI-RADS v2 专注于病变的检出和表征(包括良性发现)以及解释和报告,其中包括测量和定位前列腺癌的详细解释和说明,还包括标准成像方法和相关术语。二者主要差异见表 4-3-1。

表 4-3-1 PI-RADS v1 与 PI-RADS v2 的主要不同点

	PI-RADS v1	PI-RADS v2
分区	16 分区,最佳为 27 分区	39 分区
DCE-MRI	同等作用(5 分制)	次要序列
病变大小	不是影响评分的一个因素(对于 T_2WI 或 DWI)	1.5cm: PI-RADS 评分 4 和 5(对于 T_2WI 和 DWI)之间的界值
"主要序列"	无	PZ 为 DWI、TZ 为 T_2WI
总分	总分 4~20,包括 T_2WI + DWI + DCE-MRI + MRS(每项评分为 1~5 级)	总体评估得分 1~5
MRS	可用	未用
重点	前列腺 mpMRI 的临床应用、患者管理以及前列腺外侵犯/分期的评估	病变的检出和表征以及解释和报告,其中包括测量和定位前列腺癌的详细说明;还包括评估标准的图像和有关术语的词典

一、PI-RADS 分类评分标准

旨在指导前列腺 MRI 靶向活检精确定位和治疗,为前列腺癌根治术和放疗提供临床路径,PI-RADS v1 对前列腺进行区域划分,按基本要求划分为 16 个区域,最佳为 27 个区域;而 PI-RADS v2 对前列腺、精囊、尿道外括约肌进行划分,共 39 个区域,其中前列腺 36 个、精囊 2 个、尿道外括约肌 1 个。

PI-RADS v1 提出前列腺病变 T_2WI、DWI、DCE-MRI、MRS 的评分标准，以及前列腺外病变的评分标准，而 PI-RADS v2 未纳入 MRS，也未对前列腺外病变进行评分。二者均根据纳入序列的综合表现，对出现临床有意义的前列腺癌的可能性给出评分标准，具体为：

1 分：非常低，极不可能存在；

2 分：低，不可能存在；

3 分：中等，可疑存在；

4 分：高，可能存在；

5 分：非常高，极有可能存在。

但 PI-RADS v1 并未明确指出如何综合评分，导致医师评分的变异较大，使得评分多变，稳定性差。而 PI-RADS v2 明确指出综合评分，对于前列腺 PZ 病变以 DWI 结果为主，前列腺 TZ 病变以 T_2WI 结果为主。

二、前列腺 MRI 检查要求

1. MRI 检查时间及患者准备　PI-RADS v1 指出若穿刺活检在 MRI 检查前进行，则需在穿刺活检至少 4~6 周后方可进行 MRI 检查，而 PI-RADS v2 指出对于检查的主要目的是检出临床有意义的前列腺癌时，无需在前列腺活检后延时 MRI；对于检查的主要目的是对前列腺癌分期时，则需在穿刺活检至少 6 周后方可进行检查。对于患者的检查前准备，PI-RADS v1 提出为减少肠蠕动，需使用解痉药，而 PI-RADS v2 则提出解痉药并不是必要的，因其可能仅对部分患者有益，且可能出现药物不良反应。

2. 磁场强度选择　PI-RADS v1 和 PI-RADS v2 均更推荐使用 3.0 T MRI，3.0 T MRI 较 1.5 T MRI 信噪比、空间分辨率、时间分辨率均有所提高。

3. 线圈选择　PI-RADS v1 指出 ERC 对于 1.5 T 或 3.0 T MRI 扫描均不是必须的，但最低 16 通道的盆腔相控阵线圈是必须的。而 PI-RADS v2 则指出为获得分辨率高的图像进行前列腺癌分期，ERC 对于 1.5T MRI 而言是必须的。

三、前列腺 MRI 扫描技术参数要求

1. T_2WI　PI-RADS v1：1.5 T MRI 和 3.0 T MRI 扫描层厚分别为 4mm 和 3mm，PI-RADS v2：扫描层厚 3mm，其余技术参数要求大致相同。

2. DWI　PI-RADS v1：1.5T MRI 和 3.0T MRI 扫描层厚分别为 5mm 和 4mm。ADC 图：b 值至少取 3 个，$0s/mm^2$、$100s/mm^2$、$800~1\,000s/mm^2$。PI-RADS v2：扫描层厚为 3mm。ADC 图：b 值至少取 2 个，通常取 $100~1\,000s/mm^2$；高 b 值图像：b 值 $\geq 1\,400s/mm^2$。其余

参数大致相同。PI-RADS v2 要求的扫描层厚更薄，同时建议最小 b 值取 100s/mm^2（而不是 0s/mm^2），以减少血流灌注对 ADC 值的影响。

3. DCE-MRI　PI-RADS v1：扫描层厚为 4mm，注射标准含钆对比剂的注射流率为 2～4ml/s。PI-RADS v2：扫描层厚为 3mm，注射流率为 2～3ml/s。其余技术参数要求大致相同。

4. MRS　PI-RADS v2 未纳入 MRS，其技术参数详细见本章第一节。

PI-RADS v2 在 PI-RADS v1 的基础上，对于前列腺 MRI 检查要求、技术规范以及扫描参数提出更高要求。

四、PI-RADS 的 T$_2$WI 分类评分标准

PI-RADS v1 和 PI-RADS v2 的 T$_2$WI 对前列腺 PZ 的评分标准差异不大，二者的差异主要体现在对前列腺 TZ 的评分标准上。二者对移行带的评分标准详细见表 4-3-2、图 4-3-1 和图 4-3-2。

表 4-3-2　PI-RADS v1 和 PI-RADS v2 对移行带 T$_2$WI 评分的区别

	PI-RADS v1	PI-RADS v2
1 分	有序紊乱呈不均匀肿瘤样结节信号，边界清晰	均匀中等信号强度（正常）
2 分	有较多的均匀、边界清晰的低信号区域	边界清楚低信号或不均匀有包膜的结节（前列腺增生）
3 分	中间表现，无法归类为 1 分、2 分或 4 分、5 分	信号强度不均匀，边缘模糊，包括其他不符合 2 分、4 分或 5 分标准者
4 分	较均匀低信号边界不清，呈现"擦木炭画征"	呈透镜状或边界不清，均匀中度低信号，最大径＜1.5cm
5 分	与 4 分相同影像表现，同时累及前纤维肌基质带或外周带前角，通常呈水滴状或凸透镜样改变	影像表现同 4 分，但最大径≥1.5cm，或有明确向前列腺外蔓延或侵犯

PI-RADS v2 评分标准更为清晰，减少了"较""更"等相对主观、模糊的用词，而用了更具体的描述性用词，如"包膜"。PI-RADS v1 与 PI-RADS v2 中 T$_2$WI 对 TZ 评分最大的不同是：PI-RADS v1 评为 1 分的影像表现已经出现结节，而 PI-RADS v2 则为正常的均匀中等信号强度，PI-RADS v2 更为严格。对于 4 分、5 分的界定，PI-RADS v1 未对病灶最大径做出规定，而 PI-RADS v2 则以 1.5cm 为界定标准。

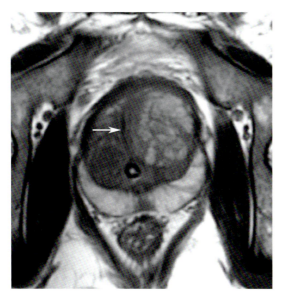

图 4-3-1　PI-RADS v1 与 PI-RADS v2 评分对比示例

患者男性，55 岁，排尿困难，PSA 3.65μg/L。横断面 T_2WI，TZ 多发高低不等信号结节，可见边界清晰低信号包膜（白箭），PI-RADS v1 评分 1 分或 2 分，PI-RADS v2 评分 2 分

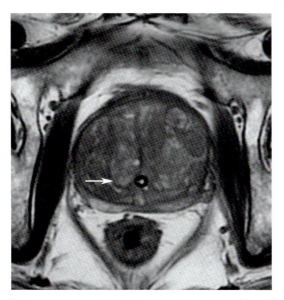

图 4-3-2　PI-RADS v1 与 PI-RADS v2 评分对比示例

患者男性，73 岁，排尿困难，PSA 11.05μg/L。横断面 T_2WI，TZ 多发有包膜结节（白箭），PI-RADS v1 评分 1 分或 2 分，PI-RADS v2 评分 2 分

五、PI-RADS 的 DWI 分类评分标准

PI-RADS v1 和 PI-RADS v2 中对前列腺 DWI 评分的 1～5 分均有显著不同，详细见表 4-3-3。

PI-RADS v2 评分标准更为简化。PI-RADS v1 中根据 b 值≥800s/mm^2 DWI 上的信号特点来评分，同时未对 4 分、5 分的最大径做出界定标准，而 PI-RADS v2 则以 1.5cm 为界定标准（图 4-3-3），同时还对 3 分的影像表现做出了具体评价标准。

表 4-3-3　PI-RADS v1 和 PI-RADS v2 对 DWI 评分的区别

	PI-RADS v1	PI-RADS v2
1 分	与腺体组织相比，ADC 无降低，高 b 值 DWI 图像（b≥800s/mm^2）信号不增高	在 ADC 图和高 b 值图像上无异常（即正常）
2 分	在 b≥800s/mm^2 的 DWI 图像上呈弥漫性高信号且为低 ADC；但无局限性特征，可呈线性、三角形和地图状	ADC 图模糊不清低信号
3 分	中间表现、无法归类为 1 分、2 分或 4 分、5 分	在 ADC 图上呈局部轻、中度低信号，在高 b 值 DWI 图像上呈等、轻度高信号
4 分	局限性低 ADC 区域，且在高 b 值（b≥800s/mm^2）DWI 图像上等信号	在 ADC 图上呈局部显著低信号，在高 b 值 DWI 图像上呈显著高信号，横断面最大径 <1.5cm
5 分	在高 b 值（b≥800s/mm^2）DWI 图像上呈现局限性高信号区域或肿块，且 ADC 图为低信号	影像表现同 4 分，但最大径≥1.5cm，或有明确前列腺外蔓延或侵犯

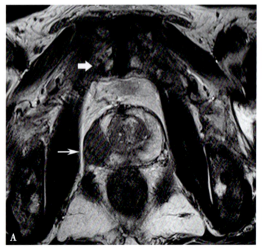 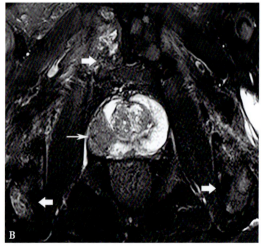

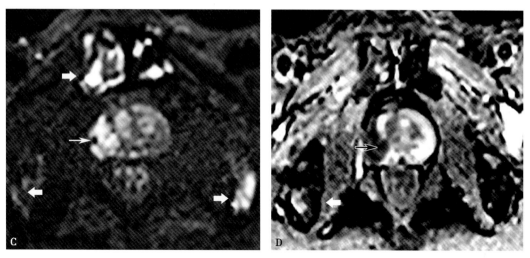

图 4-3-3　PI-RADS v1 与 PI-RADS v2 评分对比示例

患者男性，62 岁，腰背部疼痛，PSA>1 000μg/L。A. 横断面 T_2WI；B. 横断面 T_2WI 脂肪抑制，右侧底部 PZ 结节（细白箭），大小约 2.3cm×1.6cm；C. 横断面 DWI，右侧底部 PZ 肿块呈局灶明显高信号（细白箭）；D. 横断面 ADC，右侧底部 PZ 肿块呈局灶明显低信号（黑箭），骨盆骨质多发转移（粗白箭）。PI-RADS v1 评分 5 分，PI-RADS v2 评分 5 分

六、PI-RADS 的 DCE-MRI 分类评分标准

PI-RADS v1 和 PI-RADS v2 的 DCE-MRI 评分标准显著不同。PI-RADS v1 中 DCE-MRI 有单独的评分标准，主要以 DCE-MRI 曲线类型为依据来评分，Ⅰ型曲线为流入型，Ⅱ型曲线为平台型，Ⅲ型曲线为流出型，分别对应 1 分、2 分、3 分；局部强化病变且Ⅱ型和Ⅲ型曲线，+1 分；不对称病变或病变位置特殊Ⅱ型和Ⅲ型曲线，+1 分。而 PI-RADS v2 的 DCE-MRI 是以阳性和阴性为标准，无具体得分（图 4-3-4），且仅对前列腺 PZ 的 PI-RADS 评分 3 分有影响，即当前列腺 PZ 的 DWI PI-RADS v2 评分为 3 分时，DCE-MRI 阴性，其 PI-RADS v2 评分仍为 3 分，但 DCE-MRI 阳性，则意味着出现临床有意义的前列腺癌可能性增加，故 PI-RADS v2 评分上升至 4 分。由此可见，PI-RADS v2 降低了 DCE-MRI 的权重，但仍具有一定意义。

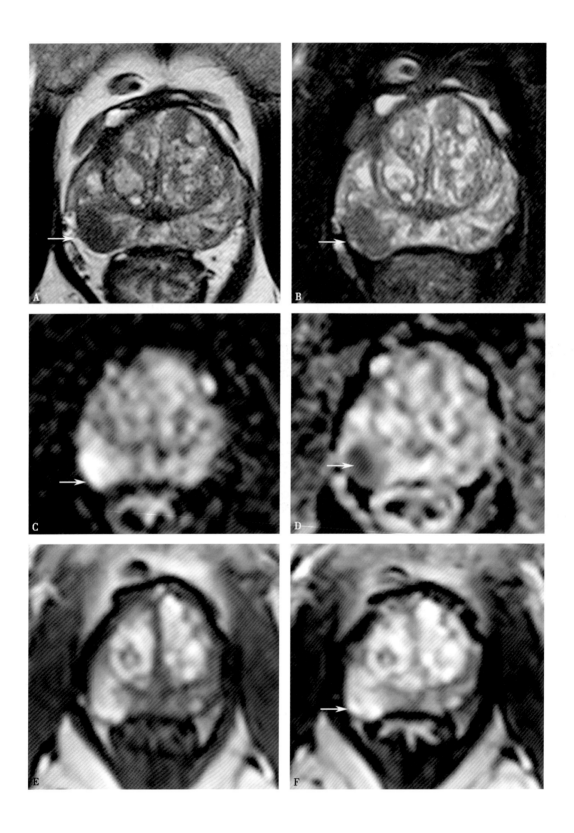

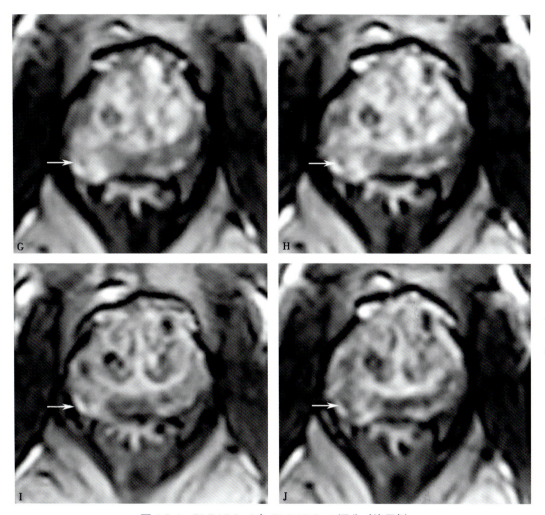

图 4-3-4　PI-RADS v2 与 PI-RADS v1 评分对比示例

患者男性，63 岁，尿频、尿痛不适 8 年，PSA 升高两年余。A. 横断面 T_2WI；B. 横断面 T_2WI 脂肪抑制；C. 横断面 DWI；D. 横断面 ADC，前列腺右侧中尖部 PZ 结节（白箭），T_2WI 呈低信号，DWI 呈较高信号，ADC 呈低信号，大小约 1.2cm 大小；E～J. 横断面 DCE-MRI，前列腺右侧中尖部 PZ 结节早期局灶性明显强化，且在 T_2WI 与 DWI 可见相应病变，后期强化减弱消退，故 DCE-MRI 为阳性。DCE-MRI 曲线为明显的流出型曲线（Ⅲ型曲线），且有相应的局部病变，PI-RADS v1 评分 4 分。此病例由 DWI 和 T_2WI 就可得出 PI-RADS v2 评分 4 分，DCE-MRI 虽然为阳性，但也不会使评分升高

七、PI-RADS 应用注意事项

在临床运用 PI-RADS 进行诊断的过程中，由于患者个体差异不适合进行 mpMRI 中某些序列的检查或者临床医生与影像科医生沟通上出现偏差等原因，可能会出现 mpMRI 中某些序列未检查的情况，导致 mpMRI 某些序列（T_1WI、T_2WI、DWI、DCE-MRI）不理想或缺失，需要采用不同的评分方案。最常见的情况是 DWI 和 / 或 DCE-MRI 缺失。如果

其中一个不理想或缺失,则该序列 PI-RADS 评估类别为"×",并且根据替代方案对病变进行评分。mpMRI 某些序列缺失时,评分替代方案如下:对于 PZ 和 TZ 没有 DWI 的 PI-RADS v2 评分(表 4-3-4);对于 PZ 没有 DCE-MRI 的 PI-RADS v2 评分(表 4-3-5);对于 TZ 没有 DCE-MRI 的 PI-RADS v2 评分(表 4-3-6)。

表 4-3-4　对于 PZ 和 TZ 没有 DWI 的 PI-RADS v2 评分

T_2WI	DWI	DCE-MRI	PI-RADS
1	×	任何	1
2	×	任何	2
3	×	−	3
		+	4
4	×	任何	4
5	×	任何	5

表 4-3-5　对于 PZ 没有 DCE-MRI 的 PI-RADS v2 评分

DWI	T_2WI	DCE-MRI	PI-RADS
1	任何	×	1
2	任何	×	2
3	任何	×	3
4	任何	×	4
5	任何	×	5

表 4-3-6　对于 TZ 没有 DCE-MRI 的 PI-RADS v2 评分

T_2WI	DWI	DCE-MRI	PI-RADS
1	任何	×	1
2	任何	×	2
3	≤4	×	3
	5	×	4
4	任何	×	4
5	任何	×	5

另外,对于 DWI 和 DCE-MRI 均缺失或不明确的情况,PI-RADS v2 评估仅用于肿瘤分期。对于这种序列不完整的情况,PI-RADS v1 未作明确说明。

PI-RADS v2 在 PI-RADS v1 的基础上进行了补充、删减和完善。PI-RADS v1 和 PI-RADS v2 对前列腺 PZ 癌诊断的敏感性、特异性以及准确性均较好,而对于前列腺 TZ 癌,

PI-RADS v2 则表现出更好的敏感性和准确性。PI-RADS v1 和 PI-RADS v2 使影像科医师对前列腺疾病的诊断从模糊的描述向精准的评分转变,同时促进泌尿外科医师、放疗科医师与影像科医师之间的沟通交流,使三者对前列腺疾病的认识更为一致。随着对前列腺疾病认识的深入,PI-RADS 将不断更新和完善,一些新概念新技术会纳入 PI-RADS 的未来版本。PI-RADS 在指导前列腺疾病的诊治、监测等方面有着重要价值。

(王　良　谢金珂　李拔森　李秋白　方俊华)

第四节　PI-RADS v2.1 与 PI-RADS v2 比较

PI-RADS v2 对前列腺 MRI 图像采集技术和解释制定了规范,适用于前列腺癌管理。随后,PI-RADS v2 得到迅速而广泛的国际认可,在日常临床和研究中得到了广泛的应用。然而,许多研究表明了其存在局限性。某些 mpMRI 采集技术规范和评分标准需要详细说明和调整。故 PI-RADS 指导委员会在 2019 年发布了更新版本的 PI-RADS v2.1。本节将对 PI-RADS v2.1 与 v2 进行比较(表 4-4-1)。

表 4-4-1　PI-RADS v2.1 和 PI-RADS v2 比较

版本	PI-RADS v2.1	PI-RADS v2
分区	41 分区	39 分区
ADC 图的计算	低 b 值为 $0\sim100s/mm^2$(最好是 $50\sim100s/mm^2$),中间 b 值 $800\sim1~000s/mm^2$,最高 b 值为 $1~000s/mm^2$,高 b 值($b\geq1~400s/mm^2$)是必需的	最低 b 值为 $50\sim100s/mm^2$,最高 b 值设置为 $800\sim1~000s/mm^2$,高 b 值图像($>1~400s/mm^2$)
DCE-MRI	时间分辨率为 10s(优选 <7s),优选三维 T_1WI 梯度回波序列	时间分辨率为 10s(优选 <7s),使用二维或三维采集而获得,三维采集相比二维采集具有高信噪比
评分区带	外周带、移行带、中央带、前纤维肌基质带	外周带、移行带

一、PI-RADS 分类评分标准

PI-RADS v2 对 PZ 和 TZ 提供了评分标准。PI-RADS v2.1 的更新点包括增加 CZ 和 AFS 评分标准、修改 TZ 评分标准、详细说明 DWI 评分的 2 和 3 评分标准、明确 DCE-MRI 阳性和阴性之间区别。

1. PI-RADS v2.1 中加入了 CZ 评分　正常 CZ 通常在 T_2WI 和 ADC 上为前列腺底部到精阜的双侧对称的低信号组织,在高 b 值 DWI 上对称轻度高信号。起源于 CZ 的前列腺癌不常见。CZ 的前列腺癌常源于 PZ 或 TZ 癌灶延伸侵犯,在 T_2WI、ADC 上呈双侧不

对称低信号,在高 b 值 DWI 上呈高信号,在 DCE-MRI 上早期强化。双侧 CZ 大小不对称可能是正常的变异,特别是 TZ 的良性前列腺增生可导致 CZ 变形、移位从而不对称。

2. PI-RADS v2.1 中加入了 AFS 的评分标准　正常 AFS 在 T_2WI、ADC 和高 b 值 DWI 上表现为双侧对称、新月形低信号(类似于骨盆底闭孔肌肉的信号),而在 DCE-MRI 上没有早期强化。该区前列腺癌表现(图 4-4-1)为 T_2WI 低信号、高 b 值 DWI 高信号、ADC 低信号、不对称扩大或局灶性结节以及早期强化。前列腺癌并非起源于 AFS,因此当在此区域中报告可疑病变时,应根据病变最可能起源的区带(PZ 或 TZ)评分标准进行评分。

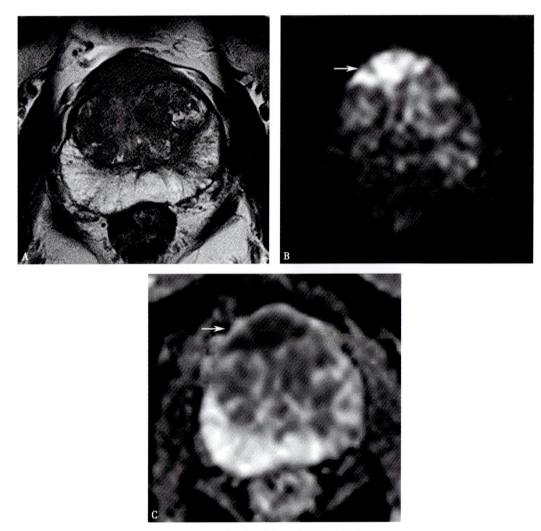

图 4-4-1　前列腺癌侵犯前纤维肌基质带

A. 横断面 T_2WI;B. 横断面 DWI;C. 横断面 ADC,AFS 的 T_2WI 信号减低,DWI 明显扩散受限,ADC 呈低信号,考虑为前列腺癌

其余更新点会在后续提及。

二、前列腺 MRI 检查要求

1. 前列腺 MRI 检查前要求　α 受体拮抗剂可减轻良性前列腺增生相应继发症状，该类药物可使患者前列腺移行带体积减小以及 T_2WI 信号减低。故 PI-RADS v2.1 较 PI-RADS v2 中增加了相关建议，即治疗史采集应包括是否使用 α 受体拮抗剂。

2. 前列腺 MRI 技术参数要求　T_2WI 多方位（横断面、冠状面和矢状面）成像对于病变信号、形态、前列腺包膜受侵的评估具有重要作用，故 PI-RADS v2.1 规定 T_2WI 图像应以横断面为基础和至少一个正交的平面（即矢状面和/或冠状面）为辅助。

对于 ADC 图的计算，PI-RADS v2 推荐最低 b 值为 50～100s/mm^2，最高 b 值设置为 800～1 000s/mm^2。100 至 1 000 之间的其他 b 值可提供更准确的 ADC 和高 b 值图像（>1 400s/mm^2）。PI-RADS v2.1 建议低 b 值为 0～100s/mm^2（最好是 50～100s/mm^2），中间 b 值为 800～1 000s/mm^2，最高 b 值为 1 000s/mm^2。高 b 值 DWI 图像对于评估（b≥1 400s/mm^2）也是必需的，最好单独采集或从低 b 值和中间 b 值 DWI 图像中计算得出。

DCE-MRI PI-RADS v2 的时间分辨率为 10 秒（优选 <7 秒），PI-RADS v2.1 将时间分辨率修改为 ≤15 秒。PI-RADS v2 表明，DCE-MRI 可使用二维或三维采集获得，三维采集相比二维采集具有高信噪比。故 PI-RADS v2.1 建议 DCE-MRI 优选三维 T_1WI 梯度回波序列采集。

三、PI-RADS 中移行带的分类评分标准

TZ 的 v2.1 评分标准：PI-RADS v2.1 建议在至少两个 T_2WI 平面上使用以下标准来评估 TZ 结节。PI-RADS v2.1 和 v2 中 T_2WI 是 TZ 评分的主导序列。PI-RADS v2 中 T_2WI 评分为 1 表示 TZ 的正常表现。T_2WI 评分为 2 表示典型的良性前列腺增生结节（圆形、边界清楚和完全包膜）。对于 TZ 圆形、有完整包膜的结节（典型结节）在 PI-RADS v2.1 中，T_2WI 评分为 1。对于包膜大部分完整的结节或无包膜的均匀局限性结节（非典型结节），在 PI-RADS v2.1 中，T_2WI 评分为 2 分。在 PI-RADS v2 中，T_2WI 是 TZ 评分的主导序列，DWI 仅在 TZ 的 T_2WI 评分为 3 分、需明确最终评分是否应保持为 3 分时起作用。在 PI-RADS v2.1 中如果 TZ 非典型结节（T_2WI 评分为 2 分）而 DWI 评分为 4 分（即扩散显著受限），评分由 2 分升级为 3 分。总之，典型的良性前列腺增生结节为有包膜结节，于 v2.1 中评分由 2 分下调为 1 分（图 4-4-2），而无包膜或无完整包膜等不典型结节在 v2.1 中归为 2 分（图 4-4-3），具体标准见表 4-4-2、表 4-4-3。

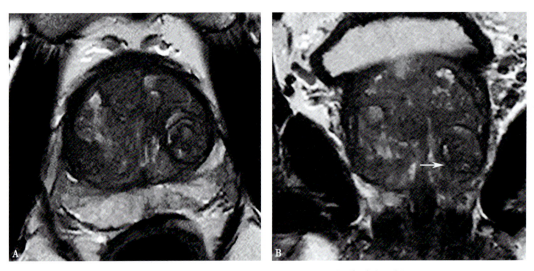

图 4-4-2　PI-RADS v2.1 和 PI-RADS v2 评分对比示例

A. 横断面 T$_2$WI；B. 冠状面 T$_2$WI，左侧 TZ 典型良性前列腺增生结节（白箭），T$_2$WI 表现 PI-RADS v2.1 将从 2 分下调为 1 分

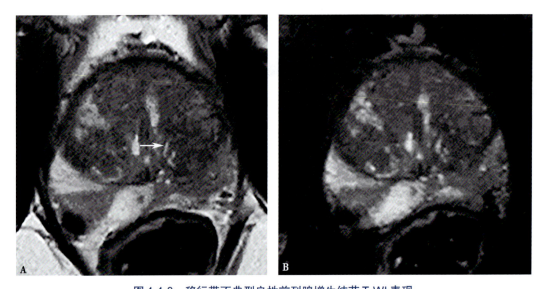

图 4-4-3　移行带不典型良性前列腺增生结节 T$_2$WI 表现

A. 横断面 T$_2$WI；B. 横断面 T$_2$WI 脂肪抑制，TZ 不典型良性前列腺增生结节（白箭），T$_2$WI 表现 PI-RADS v2.1 将评为 2 分

表 4-4-2　PI-RADS v2.1 和 PI-RADS v2 中 TZ 的 T_2WI 评分标准比较

	PI-RADS v2.1	PI-RADS v2
1分	正常表现的 TZ 圆形、有完整包膜结节（典型结节）	均匀中等信号强度（正常）
2分	包膜大部完整的结节或无包膜的均匀、分界清楚的结节（非典型结节）或结节间均匀的轻度低信号区	边界清楚低信号或不均匀有包膜的结节（前列腺增生）
3分	与 v2 无变化	信号强度不均匀，边缘模糊，包括其他不符合 2 分、4 分或 5 分标准者
4分	与 v2 无变化	呈透镜状或边界不清，均匀中度低信号，最大径 < 1.5cm
5分	与 v2 无变化	影像表现同 4 分，但最大径 ≥ 1.5cm，或有明确向前列腺外蔓延或侵犯

表 4-4-3　TZ 的 PI-RADS v2.1 总评分标准

T_2WI	DWI	DCE-MRI	PI-RADS 评分
1分	1～5分	阴性或阳性	1分
2分	1～3分	阴性或阳性	2分
2分	4～5分	阴性或阳性	3分
3分	1～4分	阴性或阳性	3分
3分	5分	阴性或阳性	4分
4分	1～5分	阴性或阳性	4分
5分	1～5分	阴性或阳性	5分

1. PI-RADS v2.1 对 DWI 评分 2 分、3 分的描述做出修改　PI-RADS v2 对 DWI 评分 2 分和 3 分的定义存在问题。PI-RADS v2 中 DWI 2 分在 ADC 上为模糊不清低信号强度病变。此外，对于 DWI 评分 3 分，PI-RADS v2 的定义是"在 ADC 图上呈局部轻、中度低信号，在高 b 值图像上呈等、轻度高信号"，而对于 DWI 评分 4 分，定义是"在 ADC 图上呈局部显著性低信号，在高 b 值图像上呈显著性信号，横断面最大径 < 1.5cm"。这个评分标准表明病变在 ADC 图和高 b 值 DWI 图上均呈显著阳性。但如果病变只在 ADC 图或高 b 值 DWI 图的一种图上呈阳性，会导致 DWI 评分 3 分和 4 分的不确定性。

对于 PI-RADS v2.1，前列腺 PZ 或 TZ 的 DWI 评分标准的新规范见表 4-4-4。在 PI-RADS v2.1 中，术语"显著"定义为"在同一区域中比任何其他局灶都更明显的信号改变"。这些更改为 DWI 评分 3 提供了更详细的定义，并可减少将模棱两可的病灶评分为 4 的过度诊断。

表 4-4-4　PI-RADS v2.1 和 PI-RADS v2 的 DWI 评分标准比较

	PI-RADS v2.1	PI-RADS v2
1 分	与 v2 无变化	在 ADC 图和高 b 值图像上无异常（即正常）
2 分	ADC 图上线性/楔形低信号和/或高 b 值 DWI 图上线性/楔形不显著高信号（图 4-4-4）	ADC 图模糊不清低信号
3 分	ADC 图上局灶性（散在性）低信号和/或在高 b 值 DWI 上局灶性高信号；可能在 ADC 图上显著低信号或在高 b 值 DWI 图上显著的高信号，但不能两者兼而有之	在 ADC 图上呈局部轻、中度低信号，在高 b 值图像上呈等、轻度高信号
4 分	与 v2 无变化	在 ADC 图上呈局部显著性低信号，在高 b 值图像上呈显著性信号，横断面最大径 <1.5cm
5 分	与 v2 无变化	影像表现同 4 分，但最大径 ≥1.5cm，或有明确前列腺外蔓延或侵犯

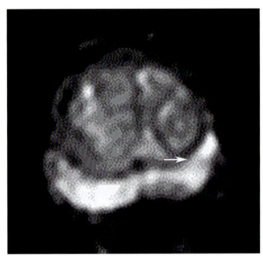

图 4-4-4　PI-RADS v2.1 评分示例

DWI 横断面，外周带见楔形、线性稍低信号，PI-RADS v2.1 评分为 2 分

2. PI-RADS 中 DCE-MRI 的分类应用标准　在 PI-RADS v2 中，DCE-MRI 是 mpMRI 检查的一个组成部分，对检出临床有意义的前列腺癌的价值有限，仅用于 PZ 的 DWI 评分为 3 分的情况，当 DCE-MRI 为阳性时，总评分升为 4 分。DCE-MRI 对于 TZ 的评分没有价值。在 PI-RADS v2.1 中 DCE-MRI 阳性的标准不变，即与邻近正常前列腺组织相比，出现局灶性早期或同时强化，且在 T_2WI 和/或 DWI 上有相应异常发现。而在 PI-RADS v2.1 中，阴性 DCE-MRI 评估标准有所修改（表 4-4-5）。

表 4-4-5　PI-RADS v2 和 PI-RADS v2.1 的 DCE-MRI 分类标准比较

	PI-RADS v2.1	PI-RADS v2
阴性	无早期或同时强化，或弥漫性多病灶强化，与 T_2WI 和/或 DWI 的局部异常发现不对应，或病灶强化，对应于在 T_2WI 上显示良性前列腺增生特征（包括 PZ 中突出的良性前列腺增生特征）的病变	早期无强化或弥漫性强化不对应于 T_2WI 和/或 DWI 上的局部异常表现，或局灶性强化对应于在 T_2WI 上表现出良性前列腺增生特征的病变
阳性	与 v2 无变化	局灶性、早于或相对于邻近正常前列腺组织同时强化，且与 T_2WI 和/或 DWI 可疑病变相对应

3. PI-RADS 中双参数 MRI（biparametric MRI，bpMRI）扫描的建议　在 PI-RADS v2 中，DCE-MRI 对于检出临床有意义的前列腺癌的价值非常有限。人们对于双参数 MRI（bpMRI）越来越感兴趣，其潜在的益处包括消除与钆对比剂有关的不良事件和钆滞留、缩短检查时间、减少费用、增加 MRI 的可利用率等。PI-RADS v2.1 提出以下建议：

mpMRI 仍然是优选，有利于防止临床有意义的前列腺癌的漏诊，避免诊断不足和过度诊断。临床适应证包括既往活检结果为阴性、PSA 不明原因升高的患者，以及接受主动监测的患者，他们正在接受 PSA 倍增时间或临床/病理状态改变的评估。

对于以前 bpMRI 检查没有显示临床有意义的前列腺癌，仍持续怀疑存在临床有意义的前列腺癌，再次检查优选 mpMRI。

对于改变前列腺形态的前列腺介入治疗（经尿道前列腺切除良性前列腺增生治疗、放疗、局部治疗或栓塞）和药物/激素治疗（睾酮、5-α 还原酶等），应在手术干预后的适当时间，运用 mpMRI 对肿瘤检出和定位进行评估。

有前列腺癌家族史、遗传倾向、尿液基因组评分或临床评分提示临床有意义的、前列腺癌高风险的、没有接受活检的男性应进行 mpMRI 检查。

有髋关节植入物或其他可能导致低质量 DWI 图像的患者应进行 mpMRI 检查。

bpMRI 对 PI-RADS 评分的影响：运用 bpMRI 时，TZ 评分保持不变。DWI 是 PZ 的 PI-RADS 评分的主要序列，DWI 评分为 3 的病变将不会升级。因此，PI-RADS 评分 3 分的比例会升高，而 PI-RADS 评分 4 分的比例将降低，从而改变 PI-RADS 评分中有临床意义的前列腺癌的比例，这需要进一步研究和评估。

4. 前列腺分区图的修订　PI-RADS v2 前列腺分为 39 个区：其中前列腺 36 个、精囊 2 个、尿道外括约肌 1 个。在 PI-RADS V2.1 新规范中，分为 41 个区：前列腺 38 个，精囊 2 个，尿道外括约肌 1 个，新增前列腺底部 PZ 右后内侧区和左后内侧区。

PI-RADS v2 制定了前列腺 MRI 图像采集和评分标准，并得到了广泛的认可和应用。

在此基础上，PI-RADS v2.1 评分标准的细化对提高前列腺癌的诊断与鉴别诊断具有重要意义，在指导我国影像科医师、泌尿外科医师和放疗科、肿瘤科医师对前列腺癌的分期和诊疗方案的制定上将发挥重要的作用。

（王　良　谢金珂　李拔森　李秋白　方俊华）

参 考 文 献

1. Barentsz J O，Richenberg J，Clements R，et al. ESUR prostate MR guidelines 2012. Eur Radiol，2012，22（4）：746-757.

2. Weinreb J C，Barentsz J O，Choyke P L，et al. PI-RADS Prostate Imaging - Reporting and Data System：2015，Version 2. Eur Urol，2016，69（1）：16-40.

3. 中华放射学杂志前列腺疾病诊疗工作组，中华放射学杂志编辑委员会. 前列腺癌 MRI 检查和诊断共识（第二版）. 中华放射学杂志，2018，52（10）：743-750.

4. Turkbey B，Rosenkrantz A B，Haider M A，et al. Prostate Imaging Reporting and Data System Version 2.1：2019 Update of Prostate Imaging Reporting and Data System Version 2. Eur Urol，2019，76（3）：340-351.

5. Lo G C，Margolis D. Prostate MRI with PI-RADS v2.1：initial detection and active surveillance. Abdom Radiol（NY），2020，45（7）：2133-2142.

第五章

磁共振成像在前列腺癌分期的应用

前列腺癌的分期方法较多，目前临床采用的主要有美国癌症联合会（American Joint Committee on Cancer，AJCC）的 TNM 分期（表 5-0-1）和美国泌尿科学分会（American Urological Association，AUA）的 Whitmore-Jewett 分期（表 5-0-2）。两种分期方法间既有重叠也存在差异，目前 TNM 分期系统在临床运用相对较广。就临床前列腺癌（prostate cancer）分期评价而言，影像学检查不可或缺。经直肠超声（TRUS）仅用于局部分期评价，虽 TRUS 和磁共振成像（MRI）均可发现前列腺癌早期包膜侵犯，但 MRI 评价精囊侵犯较 TRUS 更准确；计算机断层摄影（CT）、MRI 可评价区域淋巴结和远处转移，同位素骨扫描对前列腺癌骨转移敏感。

表 5-0-1　AJCC 前列腺癌 TNM 分期（第八版）

分期		标准
T 分期	TX	原发肿瘤不能评价
	T0	无原发肿瘤证据
	T1	临床上不能扪及的隐匿性肿瘤
	T1a	偶发肿瘤体积≤所切除组织体积的 5%
	T1b	偶发肿瘤体积＞所切除组织体积的 5%
	T1c	穿刺活检发现的一侧或双侧肿瘤，但无法扪及
	T2	肿瘤可扪及，且局限于前列腺内
	T2a	肿瘤累及范围不超过单叶的 1/2（≤1/2）
	T2b	肿瘤累及范围超过单叶的 1/2，但限于该单叶（1/2～1）
	T2c	肿瘤侵犯两叶
	T3	肿瘤突破前列腺包膜，但不固定，也未侵犯邻近结构
	T3a	肿瘤突破包膜（单侧或双侧）
	T3b	肿瘤侵犯精囊（单侧或双侧）
	T4	肿瘤固定或侵犯除精囊外的其他邻近组织结构，如尿道外括约肌、直肠、膀胱颈、肛提肌和/或盆壁

续表

分期		标准
N 分期	NX	区域淋巴结无法评估
	N0	无区域淋巴结转移
	N1	区域淋巴结转移(一个或多个)
M 分期	MX	远处转移无法评估
	M0	无远处转移
	M1	有远处转移
	M1a	有区域淋巴结以外的淋巴结转移(一个或多个)
	M1b	骨转移(单发或多发)
	M1c	其他器官组织转移,同时有或无骨转移

注:T.原发肿瘤分期,N.区域淋巴结分期,M.远处转移分期。

表 5-0-2　前列腺癌 Whitmore-Jewett 分期

分期		标准
A		肿瘤隐匿于前列腺内,直肠指检不能触及
	A1	肿瘤集中一处,分化较好
	A2	肿瘤扩散在前列腺中,分化不良
B		直肠指检可触及结节,肿瘤局限于前列腺包膜内
	B1	前列腺内结节大小不超过一叶(≤2cm)
	B2	结节大小超过一叶(>2cm)
C		肿瘤已浸润或超出前列腺包膜,尚未发现淋巴或血行转移
	C1	未浸润精囊或膀胱颈部
	C2	已浸润精囊或膀胱颈部
D		已发现远处转移
	D0	血清酸性磷酸酶持续升高,但淋巴结及骨骼均未发现转移
	D1	盆腔淋巴结有转移,骨扫描阴性
	D2	已有骨骼或其他远处转移
	D3	D2 期肿瘤用内分泌治疗后无效或复发

本章主要介绍 MRI 在前列腺癌 TNM 分期中的应用。前列腺多参数 MRI(mpMRI)显示野较大,有助于显示扫描范围内的转移灶,但检查范围主要局限于盆腔,对于高度怀疑有其他脏器转移的患者,多运用全身扩散 MRI、CT 或正电子发射计算机断层显像(positron emission tomography,PET)-CT 检查进行评估,尤其是对骨转移、肺转移和肝转移的评估。

TNM 分期系统使用 T 分期表示原发肿瘤的范围,N 分期表示有无区域淋巴结转移,M 分期表示是否存在远处转移,通过不同的 TNM 组合对前列腺癌患者进行具体分期。TNM 分期系统的提出,不仅可以对疾病的严重程度进行分类,而且可以根据不同的分期为患者制定个性化的治疗方案。同时，统一规范的分期系统也便于不同医师间的交流。此外，为了更好地评估前列腺癌患者的预后，第八版 AJCC 前列腺癌分期指南将肿瘤 TNM 分期、病理 Gleason 分级与患者血清前列腺特异性抗原（PSA）水平联合进行评估，制定了前列腺癌预后分组标准（表 5-0-3），其中 Gleason 分级采用了国际泌尿病理学会（International Society Of Urological Patheology, ISUP）2014 年修订的标准，根据不同 Gleason 评分前列腺癌患者预后间的差异，将 Gleason 评分重新划分为 5 个级别（表 5-0-4）。

表 5-0-3　AJCC 前列腺癌预后分组标准

预后分组	T	N	M	PSA	Gleason 等级
Ⅰ	T1a～2a	N0	M0	<10	1
ⅡA	T1a～2a	N0	M0	≥10, <20	1
	T2b 或 T2c	N0	M0	<20	1
ⅡB	T1～2	N0	M0	<20	2
ⅡC	T1～2	N0	M0	<20	3 或 4
ⅢA	T1～2	N0	M0	≥20	1～4
ⅢB	T3～4	N0	M0	任何	1～4
ⅢC	任何	N0	M0	任何	5
ⅣA	任何	N1	M0	任何	任何
ⅣB	任何	任何	M1	任何	任何

注：当 PSA 和/或 Gleason 等级缺失时，预后分组主要根据 T 分期和/或 PSA 或 Gleason 等级来确定。

表 5-0-4　ISUP 前列腺癌 Gleason 分级

Gleason 等级	Gleason 总评分	Gleason 具体评分
1	≤6	≤3+3
2	7	3+4
3	7	4+3
4	8	4+4, 3+5, 5+3
5	9 或 10	4+5, 5+4, 5+5

准确的前列腺癌临床分期是精准治疗的前提，MRI 具有无创、无辐射、软组织分辨率高、多序列和多方位成像等优势，通过解剖成像清晰显示前列腺各区带、包膜和周围结构，而前列腺包膜是否完整和有无包膜外侵犯是临床划分局限性（T2 期或 B 期）与进展性（T3 期或 C 期）前列腺癌的重要标准，是前列腺癌预后判断的重要因素，突破包膜者常预后不佳。同时 mpMRI 还可以实现功能成像，早期发现前列腺组织内病理生理变化，对前列腺癌的明确诊断和精确定位具有重要价值。此外，mpMRI 对于前列腺周围神经血管束、精囊、盆底肌侵犯、淋巴结转移、骨转移等均可做出比较准确的评价。因此，MRI 对

第五章 磁共振成像在前列腺癌分期的应用

前列腺癌临床分期评估具有重要意义,尤其是 T2、T3 期抑或 B、C 期的鉴别,目前被公认为评估前列腺癌分期的最佳方式。

一、MRI 对 T 分期的评估

T 分期主要是判断原发肿瘤的累及范围,MRI 通过清晰显示前列腺各区带、包膜及邻近周围结构对肿瘤进行精确定位和分期,主要对 T2～T4 期肿瘤予以区别。

1. T2 期的评估 T2 期是指局限于前列腺包膜内的前列腺癌,根据肿瘤的累及范围又分为 T2a、T2b、T2c 三类(图 5-0-1),此期的评估主要根据高分辨率 T_2 加权成像(T_2WI)、扩散加权成像(DWI)序列及其表观扩散系数(ADC)图,DCE-MRI 对评估也有一定的帮助。前列腺癌主要表现为局限于包膜内的结节灶,呈 T_2WI 均匀中等低信号、DWI 显著高

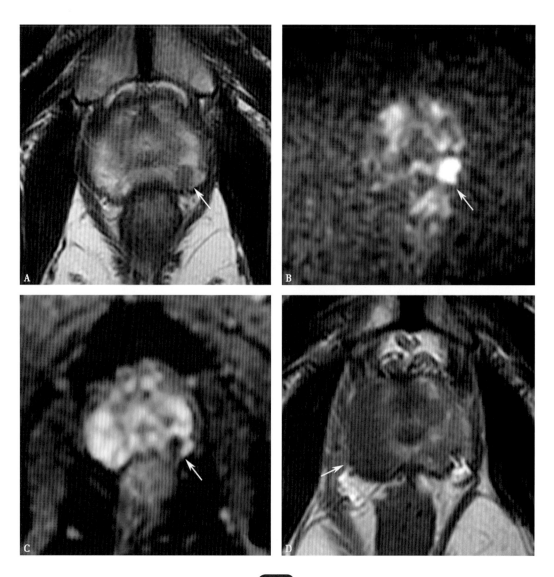

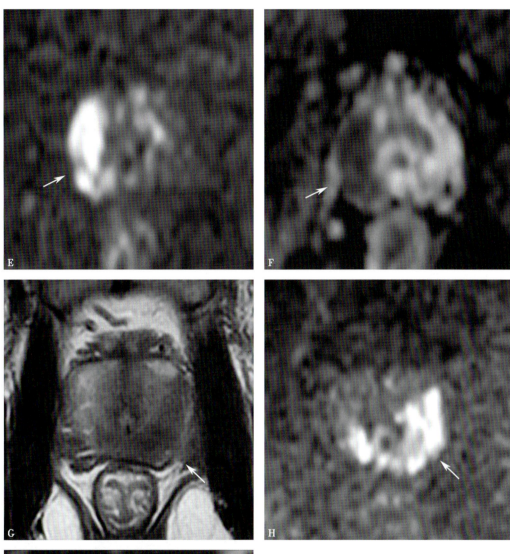

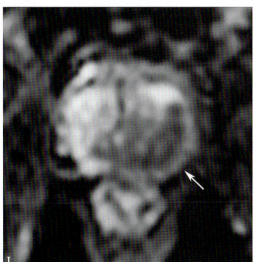

图 5-0-1　前列腺癌 T2 期

A、D、G. 横断面 T_2WI；B、E、H. 横断面 DWI；C、F、I. 横断面 ADC 图；A～C. 前列腺癌 T2a 期，前列腺尖部外周带左侧一类圆形 T_2WI 低、DWI 显著高、ADC 图显著低信号灶（白箭），范围局限，不超过左侧叶的 1/2；D～F. 前列腺癌 T2b 期，前列腺尖部右侧外周带见一新月形 T_2WI 低、DWI 显著高、ADC 图显著低信号灶（白箭），病灶累及范围超过右侧叶的 1/2，但未跨越中线累及左侧叶；G～I. 前列腺癌 T2c 期，前列腺尖部左侧外周带可见一斑片 T_2WI 低、DWI 显著高、ADC 图明显低信号灶（白箭），病灶跨中线累及右侧外周带信号，对应 ADC 图呈显著低信号，动态增强扫描病灶早期明显强化，强化达峰值后迅速廓清，延迟期强化程度明显降低，前列腺包膜清晰完整。

2. T3 期的评估　T3 期是指癌灶突破前列腺包膜，但未累及邻近结构。同时，根据有无精囊受累又分为 T3a 和 T3b 两类（图 5-0-2、图 5-0-3）。因此判断前列腺包膜有无突破及精囊有无受累对该期评估至关重要。

（1）MRI 能直接显示前列腺癌是否侵犯和突破包膜：前列腺包膜在 T_2WI 上为包绕前列腺周围的线样低信号影，研究发现所谓的前列腺包膜实际上是一些肌纤维束，它与前列腺间质并没有明确界限，向外和脂肪结缔组织相连接，在前列腺底部消失，前列腺尖部和射精管入口处局部包膜缺如，并且在前列腺后外侧（5、7 点钟方向）神经血管束进出部位肌纤维束相对薄弱，肿瘤易突破包膜薄弱处向外侵犯，沿神经血管束蔓延。

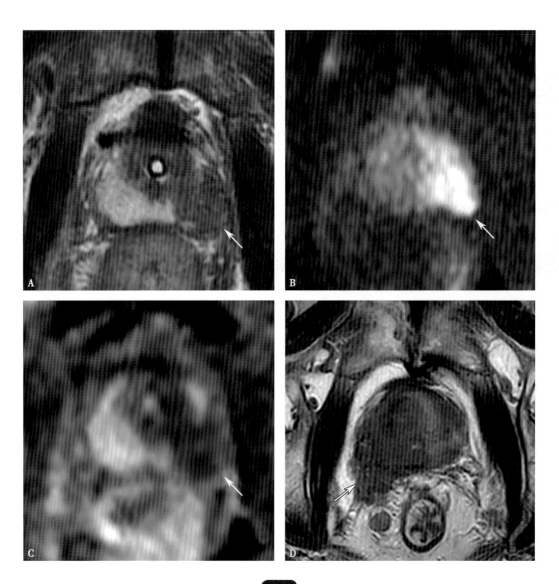

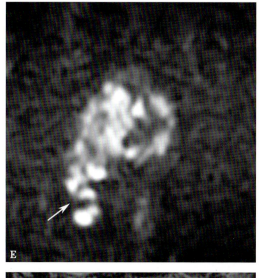
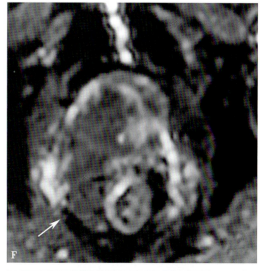
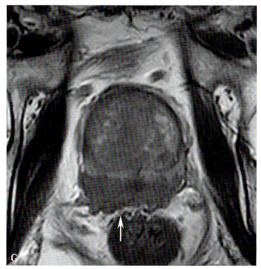
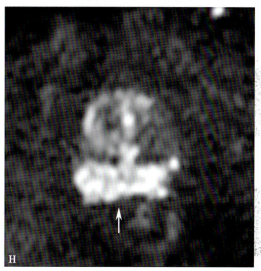
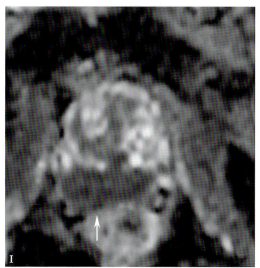

图 5-0-2　前列腺癌 T3a 期包膜受累

A、D、G. 横断面 T_2WI；B、E、H. 横断面 DWI；C、F、I. 横断面 ADC 图。A~C. 前列腺尖部左侧外周带斑片状 T_2WI 低、DWI 显著高、ADC 图显著低信号灶（白箭），向内累及移行带，向外局部突破包膜，突入周围脂肪间隙；D~F. 前列腺体部右侧外周带片状 T_2WI 低、DWI 明显高、ADC 图显著低信号灶（白箭），向内累及中央腺体，向外突破包膜，沿右侧神经血管束蔓延，病灶后方右侧直肠周围脂肪间隙内一枚明显扩散受限的淋巴结；G~I. 前列腺体部双侧外周带条片状 T_2WI 低、DWI 显著高、ADC 图显著低信号灶（白箭），外缘不规则增厚，呈结节状突入周围脂肪间隙内前列腺癌侵犯包膜的指征包括：①癌灶紧贴前列腺包膜并向外不规则膨出，包膜模糊、中断，外缘毛糙、不光整；②肿瘤向后外侧突出或成角，双侧神经血管束不对称、增粗，神经血管束走行区及其与肿瘤相邻处出现结节状软组织信号影；③肿瘤直接穿破包膜进入前列腺周围脂肪间隙及后方的前列腺直肠窝内，在 T_1 加权成像（T_1WI）或 T_2WI 高信号的脂肪组织中出现与病灶类似信号的软组织影，脂肪信号消失，mpMRI 及其多维扫描有助于清晰显示轻微脂肪受累等。

（2）精囊腺位于前列腺底部后方，与前列腺紧密相连，同时发出射精管由前列腺后上方穿行进入前列腺内，因此精囊容易被前列腺癌累及。癌灶常沿射精管侵犯精囊腺（1型

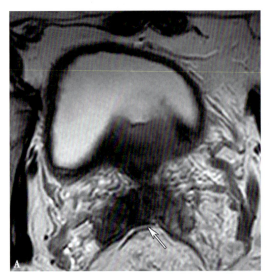
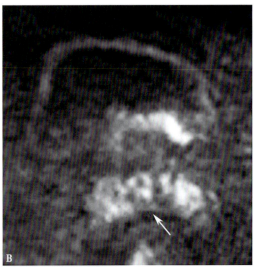
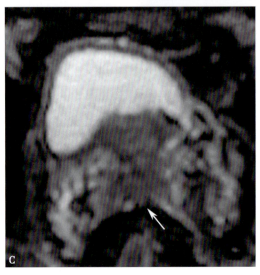

图 5-0-3　前列腺癌 T3b 期精囊受累

A. 横断面 T_2WI；B. 横断面 DWI；C. 横断面 ADC 图，前列腺基底部斑片样 T_2WI 低、DWI 高、ADC 图低信号，与邻近双侧精囊根部分界不清，双侧精囊正常形态及信号消失，呈类似信号表现（白箭）

侵犯），也可以通过侵犯前列腺基底部或精囊腺周围软组织进而侵犯精囊腺（2型侵犯），极少情况下通过转移的方式侵犯精囊腺（3型侵犯）。1型侵犯和2型侵犯常同时出现。MRI显示前列腺癌精囊受侵的敏感度大于97%，主要根据精囊腺的形态与信号改变来判断是否受侵，但对侵犯类型较难区分。

前列腺癌侵犯精囊的指征包括：①癌组织从前列腺基底部进入和包绕精囊腺，导致精囊腺失去正常结构和形态，T_2WI高信号精囊腺内出现低信号灶，且DWI明显扩散受限而呈高信号，ADC图低信号，增强扫描早期强化，前列腺精囊角消失；②癌组织沿射精管侵入精囊腺，射精管扩张及腔内出现软组织影，精囊壁增厚、不规则、消失；③精囊内出现局灶性软组织肿块，其各序列信号表现与前列腺内癌灶类似。冠状面和矢状面图像对显示双侧精囊腺基底部的侵犯效果好。

3. T4期的评估　T4期是指肿瘤固定或侵犯除精囊外的其他前列腺邻近组织结构，如膀胱、直肠、肛提肌、尿道外括约肌和/或盆壁等。由于邻近结构的广泛受侵，此期肿瘤多不能进行手术切除，主要通过内分泌或放射治疗等来缓解病情。MRI软组织分辨率高，多方位成像有利于显示前列腺周围邻近组织结构有无受侵。

（1）膀胱受侵：膀胱位于前列腺上方，膀胱颈部紧邻前列腺基底部，与尿道前列腺部相连续，因此位于前列腺基底部的肿瘤易向上累及膀胱颈部，但TNM分期系统指出，如果仅镜下发现膀胱颈受侵，尚不能判定为T4期，只有肉眼观察到膀胱颈受累的征象时才判定为T4期（图5-0-4、图5-0-5）。膀胱受侵MRI主要表现为膀胱壁与肿瘤分界不清，局部膀胱壁破坏，膀胱腔内形成与前列腺肿瘤相连的不规则形肿块或结节，相邻膀胱壁增厚，受侵膀胱壁及其形成的肿块呈与肿瘤类似信号和强化特征，矢状面与冠状面高分辨

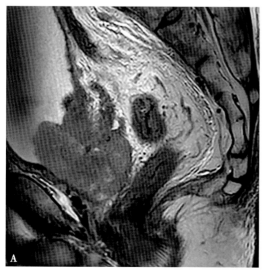
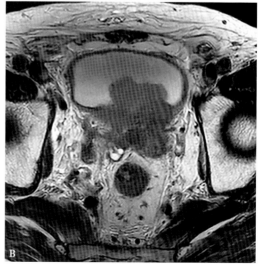

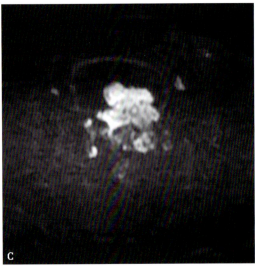
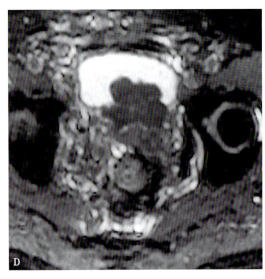

图 5-0-4 前列腺癌 T4 期膀胱受累

A. 矢状面 T_2WI；B. 横断面 T_2WI；C. 横断面 DWI；D. 横断面 ADC 图，前列腺呈弥漫性 T_2WI 高等低混杂、DWI 显著高、ADC 图显著低信号，形态不光整，包绕和侵犯膀胱颈部，膀胱壁厚薄不均，软组织肿块形成，突向膀胱腔内

率 T_2WI 有助于显示肿瘤与膀胱壁间关系，联合应用 T_2WI、DWI、ADC 图和 DCE-MRI 可提高膀胱受累诊断的准确性。

（2）直肠受侵：直肠位于前列腺后方，直肠壁周围存在一层较为坚韧的筋膜，即前列腺会阴筋膜，肿瘤一般较难穿破，因此直肠受侵的发生率相对较低。正常直肠前列腺窝内脂肪间隙消失并不意味着一定存在直肠侵犯，当肿瘤由前列腺向后蔓延，突入直肠与前列腺间隙内，与相邻直肠壁相连且分界不清时可判定为直肠受侵（图 5-0-5），受累直肠

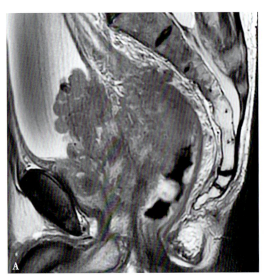
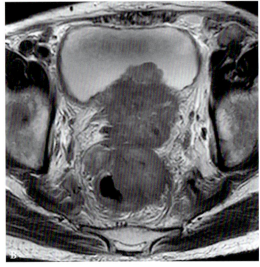

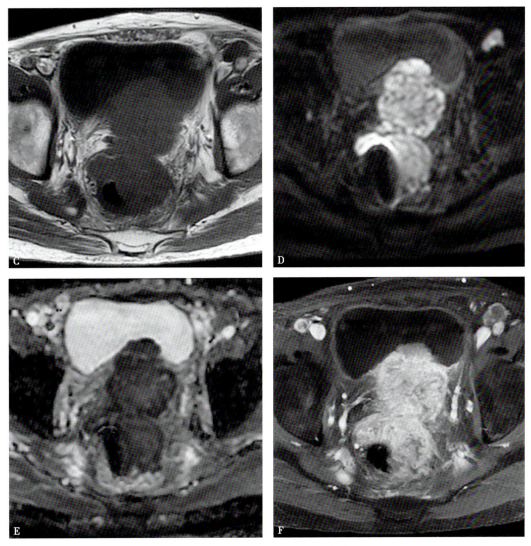

图 5-0-5　前列腺癌 T4 期直肠及膀胱受累

A. 矢状面 T_2WI；B. 横断面 T_2WI；C. 横断面 T_1WI；D. 横断面 DWI；E. 横断面 ADC；F. 横断面 T_1WI 脂肪抑制增强，前列腺正常形态消失，局部形成 T_2WI 高等低混杂、DWI 高、ADC 图显著低信号的不规则形软组织肿块，信号不均，与膀胱及直肠壁分界不清，包绕和侵犯直肠壁及膀胱颈部

壁常不规则增厚，表现为 DWI 高信号，ADC 图低信号。若患者同时出现里急后重、便血等症状时则更支持直肠受侵的判断。

（3）肛提肌受侵：肛提肌位于前列腺两侧，前列腺癌突破包膜向两侧蔓延时，多易累及。肛提肌受侵时 MRI 主要表现为由前列腺向两侧周围脂肪间隙内突入的软组织肿块影，与肛提肌分界不清，肛提肌正常形态消失、信号异常，肌组织内见 T_2WI 稍高和 DWI 高信号、ADC 图低信号影，增强扫描可见早期明显强化，冠状面脂肪抑制序列可以更好地显示肛提肌受侵情况（图 5-0-6、图 5-0-10）。

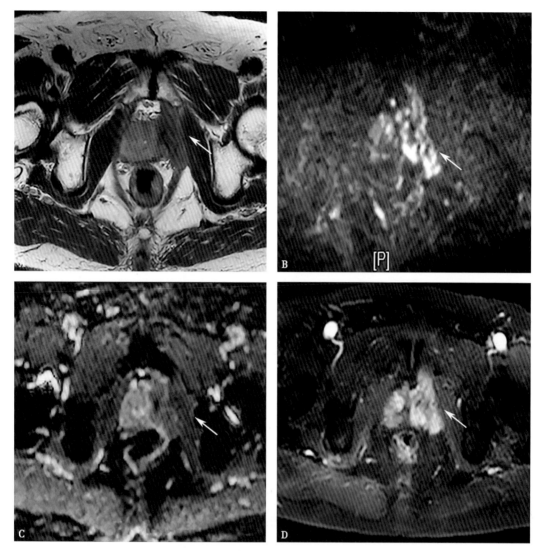

图 5-0-6　前列腺癌 T4 期肛提肌受累

A. 横断面 T_2WI；B. 横断面 DWI；C. 横断面 ADC 图；D. 横断面 T_1WI 脂肪抑制增强，前列腺尖部左侧外周带斑片状 T_2WI 和 ADC 低、DWI 不均匀高信号，局部向包膜外突出（白箭），与左侧肛提肌分界不清，左侧肛提肌增粗，T_2WI 信号稍增高，增强扫描局部可见明显强化

此外，晚期前列腺癌还可累及尿道外括约肌、闭孔内肌、盆壁等结构，根据 mpMRI 显示的相应结构形态、信号、扩散受限程度及强化方式的改变，一般不难判断。

二、MRI 对 N 分期的评估

MRI 主要用于判断有无区域淋巴结转移，区域淋巴结主要是指髂总动脉分叉下方真骨盆内的淋巴结，包括闭孔淋巴结、髂内淋巴结、髂外淋巴结、骶骨侧淋巴结、骶骨前淋巴结和骶骨岬淋巴结等。

区域淋巴结转移的判断：MRI 对盆腔内淋巴结转移检出的敏感性高，准确性与 CT 相似。可根据淋巴结大小、形态、信号及强化方式的变化进行综合评价，一般短径大于 0.8～1cm，淋巴门消失，增强扫描明显强化的淋巴结倾向于转移性淋巴结，转移性淋巴结强化方式类似于前列腺癌，可融合成团，内部可出现坏死；多数转移性淋巴结表现为 DWI 高、ADC 图低信号，尤其是高 b 值 DWI 对转移性淋巴结的显示较好，但应结合 T_2WI 图像综合判断，避免过度诊断；转移淋巴结多沿髂血管走行分布，先累及闭孔淋巴结和髂内淋巴结，后转移至髂外、髂总及腹主动脉旁等淋巴结，闭孔淋巴结是最常见的单组淋巴结转移，评估淋巴结转移应多方位多序列观察（图 5-0-7）。但受累的淋巴结也可表现为正常大小，以淋巴结短轴 0.8～1cm 为阳性评价标准，一定程度上低估了淋巴结的受累程度。近些年已有采用 MRI 特异性网状内皮系统对比剂（超小超顺磁性氧化铁）有效鉴别

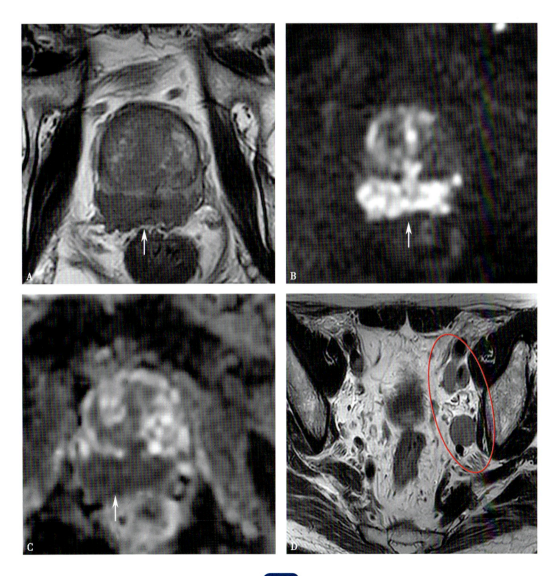

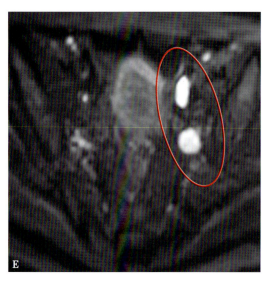 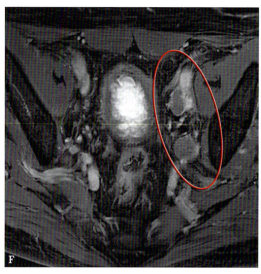

图 5-0-7　前列腺癌伴区域淋巴结转移

A、D. 横断面 T_2WI；B、E. 横断面 DWI；C. 横断面 ADC 图；F. 横断面 T_1WI 脂肪抑制增强，前列腺体部外周带后部斑片状 T_2WI 和 ADC 图低、DWI 高信号灶（白箭），左侧髂血管旁可见两枚增大淋巴结影（圆圈），DWI 呈明显高信号，增强扫描延迟期强化减退明显

淋巴结性质的报道，同时具有主动靶向显像作用的前列腺特异性膜抗原（PSMA）标记的核素显像剂也开始用于评估前列腺癌的转移，对显示前列腺癌转移性淋巴结具有较高的敏感性与特异性，但临床尚未得到推广应用。

三、MRI 对 M 分期的评估

M 分期主要是评估前列腺癌有无远处转移灶，包括区域外远处淋巴结转移、骨转移及其他脏器的转移。

1. 远处淋巴结转移　远处淋巴结主要指位于真骨盆以外区域的淋巴结，包括主动脉淋巴结、髂总动脉淋巴结、深腹股沟淋巴结、浅腹股沟淋巴结、锁骨上淋巴结、颈部淋巴结、斜角肌淋巴结和腹膜后淋巴结等。远处淋巴结转移的判断方式与区域淋巴结转移基本一致，前列腺 MRI 检查可以显示腹主动脉分叉周围淋巴结、双侧髂总动脉淋巴结及腹股沟淋巴结（图 5-0-8），对于判断其他远处淋巴结是否有转移需要增加扫描范围或运用其他方式进行评估。

2. 骨转移　前列腺周围有丰富的静脉血管丛，内无静脉瓣膜，与相邻多支静脉（丛）存在广泛交通，因此血行转移十分多见，以骨转移占首位，且多为成骨性转移（80%），部分为溶骨性（5%）及混合型（15%）转移，常先发生在腰骶椎、髂骨和股骨近端等。寡转移前列腺癌是局限期和广泛转移期前列腺癌之间的一个特殊阶段。虽然不同学者、不同临

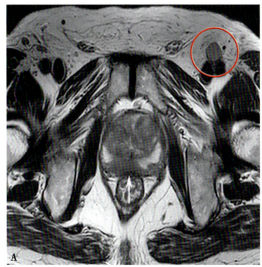
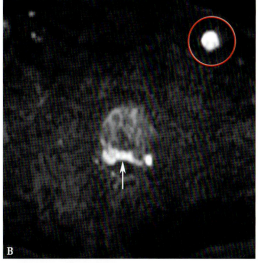
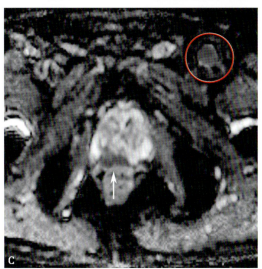

图 5-0-8 前列腺癌伴远处淋巴结转移

A. 横断面 T_2WI；B. 横断面 DWI；C. 横断面 ADC 图，前列腺体部外周带后部斑片状 T_2WI 低、ADC 图低、DWI 高信号灶（白箭），左侧腹股沟区一枚增大淋巴结影（圆圈），DWI 呈显著高信号

床研究对于寡转移的定义尚不完全一致，但目前主流观点认为，寡转移是指转移灶数目≤5个的低瘤负荷状态。MRI 对于骨转移灶的显示具有较高的敏感性和特异性，溶骨型转移主要表现为正常 T_1WI 高信号的骨髓内出现斑片状不规则低信号灶，相应部位 T_2WI 呈稍高信号，而 T_2WI 脂肪抑制呈明显高信号，同时可见边缘骨髓水肿呈模糊的稍高信号，而成骨型转移由于转移灶内含大量骨质，因此 T_1WI、T_2WI 均呈不均匀明显低信号；病灶因明显扩散受限而呈 DWI 高信号；增强扫描转移灶可见早期明显强化，强化方式与前列腺原发灶类似（图 5-0-9）。对于广泛转移者应注意与多发性骨髓瘤相鉴别。但由于前列腺

第五章 磁共振成像在前列腺癌分期的应用

MRI检查扫描范围主要局限于盆腔，尚不能对全身骨转移情况进行评估，因此对于高度怀疑骨转移的前列腺癌患者，多需行全脊柱MRI检查或同位素骨扫描进行综合评估。近些年随着MRI技术的不断发展，大范围的全身MRI冠状面成像已经可以实现，并且将全身DWI图像进行信号反转，可以实现"类PET"成像效果。有研究表明对骨转移灶检出，全身MRI较骨扫描具有更高的敏感性和特异性，但该技术尚未得到广泛推广，其临床价值有待进一步评估。

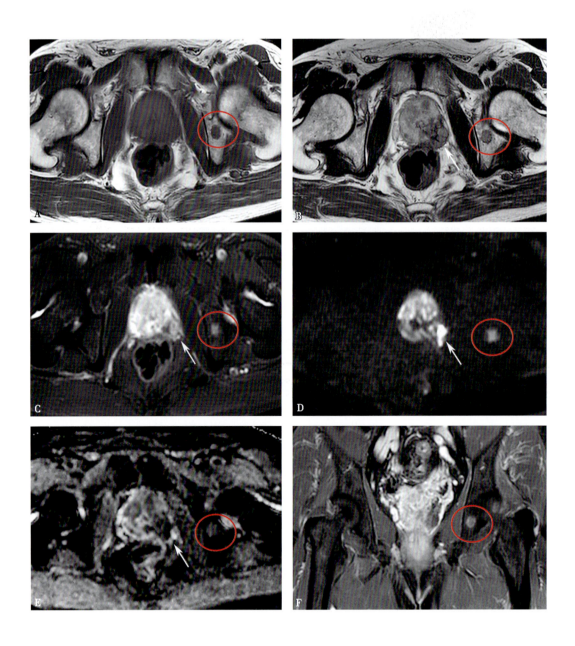

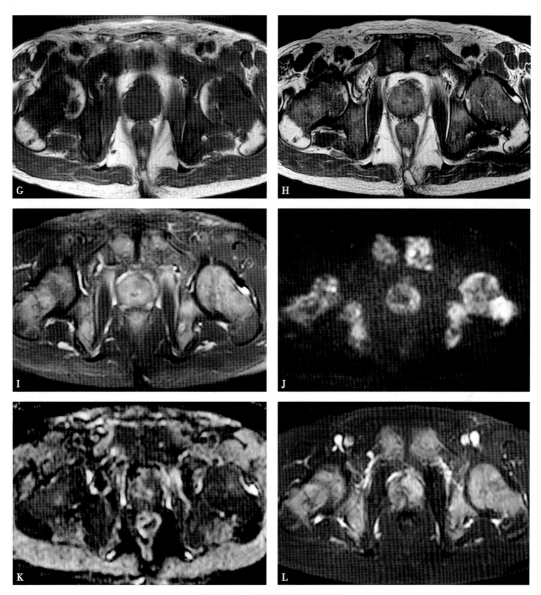

图 5-0-9 前列腺癌伴骨转移

A、G. 横断面 T_1WI；B、H. 横断面 T_2WI；C、I. 横断面脂肪抑制 T_2WI；D、J. 横断面 DWI；E、K. 横断面 ADC 图；F. 冠状面 T_1WI 脂肪抑制增强；L. 横断面 T_1WI 脂肪抑制增强；A~F. 前列腺尖部左侧外周带斑片状不均匀 T_2WI 和 ADC 图低、DWI 高信号灶（白箭），局部突出于包膜外，左侧坐骨一类圆形 T_2WI 和 T_1WI 低、T_2WI 脂肪抑制和 DWI 高信号灶，增强扫描明显强化（圆圈），为寡转移前列腺癌；G~L. 另一患者，前列腺呈弥漫性不均匀 T_2WI 和 ADC 图低、DWI 高信号，诸骨信号异常，呈弥漫性不均匀 T_2WI 和 T_1WI 低、T_2WI 脂肪抑制和 DWI 高信号，增强扫描明显强化，为广泛转移前列腺癌

3. 其他器官转移　前列腺癌其他脏器转移发生率较低，多转移至肝、肺等部位（图 5-0-10）。

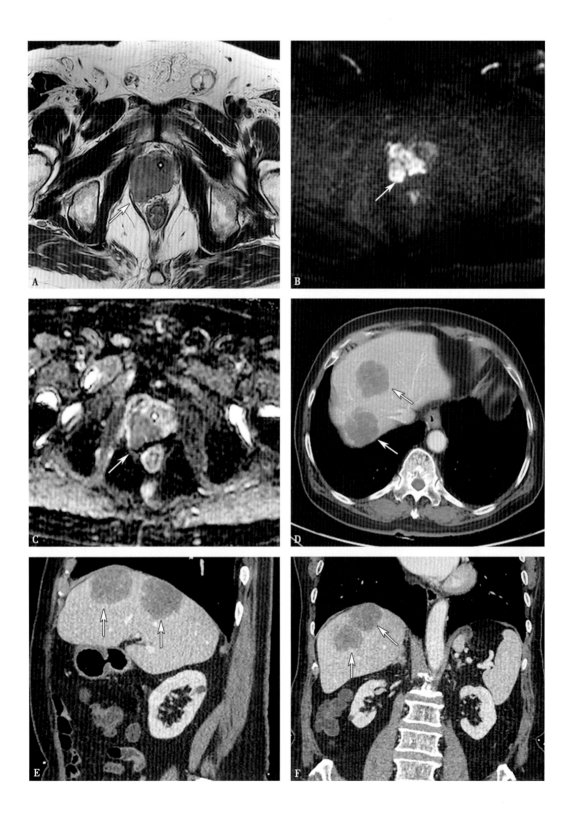

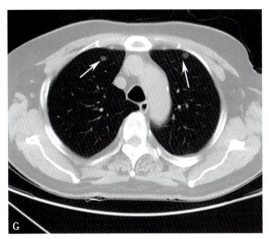
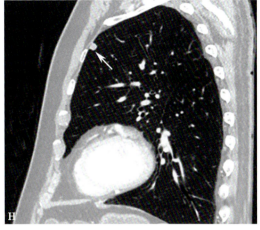
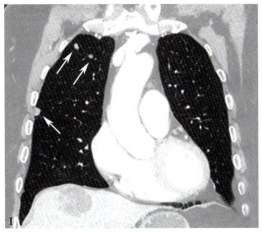

图 5-0-10　前列腺癌累及肛提肌，伴肝脏及两肺多发转移

A. 横断面 T_2WI；B. 横断面 DWI；C. 横断面 ADC 图；D～F. 横断面及重建矢状面、冠状面腹部增强 CT（静脉期）；G～I. 横断面及重建矢状面、冠状面胸部 CT；A～D. 前列腺尖部可见不规则形 T_2WI 稍低和 ADC 图低、DWI 高信号灶，右侧为主，局部突破右侧包膜，与右侧肛提肌分界不清（白箭）；E～J. 肝脏静脉期多枚类圆形弱强化灶（白箭），增强 CT 两肺多发小结节影（白箭）

（张跃跃　魏超刚　沈钧康）

参 考 文 献

1. Fütterer J J, Briganti A, De V P, et al. Can Clinically Significant Prostate Cancer Be Detected with Multiparametric Magnetic Resonance Imaging? A Systematic Review of the Literature[J]. European Urology, 2015, 68(6): 1045-1053.

2. 中华放射学杂志前列腺疾病诊疗工作组. 前列腺癌 MR 检查和诊断共识 [J]. 中华放射学杂志, 2018, 52(10): 743-750.

3. 王良, 陈敏, 沈钧康. 与时俱进, 积极推广前列腺 MRI 检查和诊断规范 [J]. 中华放射学杂志, 2018, 52(10): 731-733.

4. Buyyounouski M K, Choyke P L, Mckenney J K, et al. Prostate cancer - major changes in the American Joint Committee on Cancer eighth edition cancer staging manual[M]. CA: A Cancer Journal for Clinicians, 2017.

5. Epstein Jonathan I, Egevad L, Amin Mahul B, et al. The 2014 International Society of Urological Pathology (ISUP) Consensus Conference on Gleason Grading of Prostatic Carcinoma: Definition of Grading Patterns and Proposal for a New Grading System[J]. American Journal of Surgical Pathology, 2016, 40: 244-252.

第六章

磁共振引导前列腺穿刺活检

第一节 概 述

目前,对于临床疑似前列腺癌患者,确诊仍然需要穿刺活检证实。活检有助于明确 Gleason 评分,指导进一步治疗。为了确诊或排除前列腺癌,美国每年要进行约 100 万次前列腺穿刺活检。目前临床上最常用的仍然是已经使用近 30 年的经直肠超声成像(TRUS)引导前列腺穿刺技术。TRUS 引导系统穿刺活检技术(常用 10+X 针法)仍是目前诊断前列腺癌的"金标准"。但该技术无法区分前列腺癌区域与非癌区域,主观性较强,具有随机性和盲目性,有取样不足导致延误治疗、取样过度导致过度治疗,以及对前列腺前部、尖部病变取样困难等不足。此外,随着重复穿刺,TRUS 引导前列腺穿刺的前列腺癌检出率随着重复活检次数的增多而降低。

多参数磁共振成像(mpMRI)包括解剖序列 T_1 加权成像(T_1WI)、T_2 加权成像(T_2WI)以及扩散加权成像(DWI)、动态增强 MRI(DCE-MRI)以及磁共振波谱(MRS)等功能成像技术,是目前无创性诊断前列腺癌的首选检查手段,能清晰显示可疑病灶的位置和大小,显著提高有临床意义的病变检出率。近年来,MRI 引导前列腺穿刺活检技术,即 MRI 靶向前列腺穿刺活检(MR imaging-targeted biopsy)已在临床推广应用。该方法指使用 MRI 定位病变位置进行前列腺靶向穿刺活检,可提高临床显著癌灶的检出率。目前 MRI 靶向前列腺穿刺活检方法有三种:认知融合穿刺活检(cognitive fusion biopsy,CFB)、MRI 直接定位引导穿刺活检、MRI-TRUS 融合穿刺活检(MR imaging-transrectal US fusion),每种方法各有利弊。其中认知融合穿刺活检简单、快速,只需要 mpMRI 图像和传统 TRUS 即可完成,不需要额外设备,成本较低。该方法先进行 MRI 扫描,对可疑前列腺癌病灶进行定位,然后在 TRUS 引导下对相应区域进行穿刺活检。研究证明,认知融合穿刺活检与系统性盲目穿刺活检相比,对前列腺癌的诊断准确性更高。认知融合穿刺活检的一个明显缺点是,由于缺乏软件对图像的融合,从 MRI 转换至 TRUS 图像可能存在人为误差。这种对操作者的依赖性，以及标准化的缺乏限制了认知融合穿刺的应用。由于认知融合穿刺活检流程操作相对简单，本章不进行赘述，主要介绍 MRI 直接定位引导穿刺活检和 MRI-TRUS 融合穿刺活检。

（崔亚东　张金涛　陈　敏）

第二节　MRI 直接定位引导前列腺穿刺活检

MRI 直接定位引导前列腺穿刺活检指患者处于 MRI 设备的床架中，利用 MRI 直接引导穿刺针对靶区取材，获得组织样本，能够同时观察 MRI 靶区和穿刺针。该技术最初在大约 20 年前应用于低场开放式 MRI 系统。随着更快的脉冲序列的出现，以及用于穿刺针可视化工具的发展，如今可以在闭合式 1.5 T 和 3.0 T MRI 设备进行。

一、MRI 直接定位引导穿刺活检流程

1. 患者准备　在活检之前获得前列腺的高质量 mpMRI，以识别可疑前列腺癌病灶。影像科医师在 mpMRI 上定位可疑癌灶。由于阅片者对前列腺 MRI 解读经验对诊断性能具有影响，为了确保最佳结果，应由具有丰富前列腺成像经验的影像科医师判读。

术前对患者进行评估，禁忌证包括严重出血、疑似急性细菌性前列腺炎或活动性肛周疾病等。术前应适当控制抗凝药物的使用。可在检查前一天进行灌肠，但非强制性。

所有经直肠前列腺活检都必须服用抗生素预防感染。经会阴或经臀肌活检未经过直肠，并且穿刺数目少，因此感染风险较低。通常在活检前 12 小时和活检后 48 小时口服喹诺酮类药物预防感染。由于细菌对氟喹诺酮类药物的耐药性增加，通常还会联合应用抗生素，如头孢菌素或氨基糖苷类。

活检方法包括经直肠活检、经臀肌和经会阴活检，经直肠活检是目前最佳的活检方法，也是唯一可以省略麻醉的方法，并且经直肠是到达前列腺的最短途径，因此在技术上是最直接的方法，也是对穿刺针偏转影响最小的方法。由于受患者骨盆解剖结构或前列腺大小的影响，在极少数情况下，经直肠可能无法对远侧病变或前列腺基底部病变进行活检，对于这些患者，经会阴是最佳方法。

2. 穿刺过程　闭合式 MRI 设备具有更好的图像质量，这对于在引导穿刺活检过程中识别靶区至关重要。与此同时，闭合式 MRI 设备也有一个缺点，即用来定位患者的空间有限，需要特定的操作设备。使用孔径更大、更短的 MRI 系统可以在一定程度上克服这一问题。目前，没有证据证明应用 3.0 T MRI 设备与 1.5 T 相比，可获得更好的穿刺活检结果。使用 3.0 T MRI 设备的优势在于，可更顺利识别可疑前列腺癌病变，用于指导活检。

使用 1.5 T 或 3.0 T MRI 设备的经直肠入路是 MRI 直接定位引导穿刺活检最常用的技术，有多种手动和自动 MRI 兼容的活检设备。最常用的活检装置包括一个固定的稳定底座和可调性引导针，前者放置于患者下方，后者可通过三个方向操作（前后，上下以及左右）。

穿刺时，将患者置于 MRI 设备扫描床上，取俯卧位，使患者正中矢状面与检查床中心线垂直。使用体相控阵线圈，定位同前列腺平扫，并将引导针设置为默认位置。先进行直肠指诊，估计前列腺大小及经直肠路径长度，然后，将涂有利多卡因凝胶的一次性直肠针套插入患者直肠。采集矢状面 T_2WI 快速自旋回波（TSE）图像，用于判断直肠针套深度是否合适，一般以针套前端紧贴前列腺但未对前列腺造成挤压为宜。直肠针套深度调整合适后，校准和记录针套的默认位置。之后，采集轴位 T_2WI TSE 图像观察前列腺病变位置。如果目标在 DWI 或 ADC 图像上显示更清晰，也可使用 DWI 图像进行定位。病变扩散受限最明显的区域，往往也是侵袭性最高的部分。在横断面图像上识别和标记目标后，使用高级可视化和介入计划软件，使用三个坐标（前后，上下和左右）来确定直肠针套的适当位置。通过矢状面与斜横断面 T_2WI TSE 图像（可选用单激发快速自旋回波或稳态自由进动序列）来验证直肠针套放置是否正确，以从斜轴位中心层图像上观察靶点在直肠针套的长轴延长线上为最佳定位。如果直肠针套的放置不理想，则需要进行额外调整以实现最佳定位。在调整穿刺位置的过程中，操作者需要进入 MRI 操作间手动调整直肠针套，患者需要反复进出 MRI 设备。确认针套校准正确后，通过引导针插入 MRI 兼容性 18G 双射针，并设为触发状态。微小调整穿刺针位置，可在相同区域获得额外取材，但注意对 MRI 中可疑病变第二次活检取材，对于提高前列腺癌检测率和 Gleason 评分方面作用很小。经过一段时间学习训练后，MRI 直接定位引导穿刺活检通常可以在 30～40 分钟完成，但穿刺时间与穿刺目标个数相关，每增加一个穿刺目标，会额外增加 15 分钟左右的时间。穿刺示意图见图 6-2-1。穿刺完成后，帮助患者从床架上缓慢坐起，减少因血管迷走神经性晕厥而跌倒的风险。术后观察 30 分钟，如无不适可轮椅返回。

3. 术后并发症　MRI 直接定位引导穿刺活检术后并发症很少见，并且通常是轻微的。主要是血精（约术后 4 周）、血尿（约术后 1 周）和肛门出血（术后 1 天或 2 天），偶发败血症（<1%），与 TRUS 引导穿刺活检术后并发症类似。

第六章 磁共振引导前列腺穿刺活检

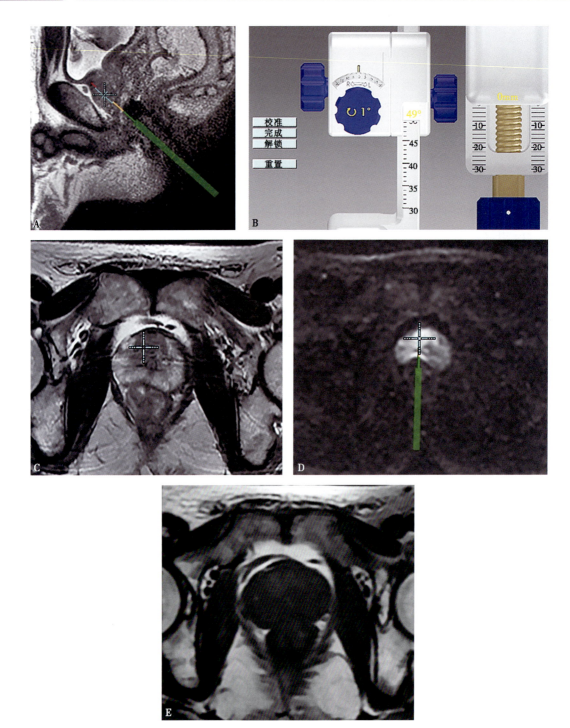

图 6-2-1 MRI 直接定位引导穿刺示意图

53 岁前列腺癌患者，总前列腺特异性抗原（PSA）水平 4.312μg/L，A. 矢状面 T_2WI，显示直肠针套位于直肠内，计算机辅助软件；B. 引导器调整截面，对穿刺针位置进行调节；C. 横断面 T_2WI；D. 横断面 DWI，显示穿刺针定位于靶向病灶；E. 横断面 T_1WI，取得标本后，扫描 T_1WI 排除出血，结束穿刺操作，总共对靶向病灶穿刺两针，病理证实为前列腺癌，Gleason 评分为 3+3=6 分

二、MRI 直接定位引导穿刺活检与系统性 TRUS 活检的比较

对于 PSA 升高患者，无论是未行活检的，还是既往一次或一次以上 TRUS 活检阴性的，与系统性 TRUS 活检相比，MRI 直接定位引导穿刺活检在临床有意义的前列腺癌的检出方面均更有优势。一项纳入 10 项研究的系统综述发现，使用 MRI 直接定位引导穿刺活检检出的大多数癌灶有临床意义（81%～93%）。MRI 直接定位引导穿刺活检与系统性 TRUS 活检的对比研究显示：MRI 直接定位引导穿刺活检与 TRUS 引导穿刺活检对癌症的检出率相近，但 MRI 直接定位引导穿刺活检穿刺数目少，每针阳性率高；相较于 TRUS 引导穿刺活检，MRI 直接定位引导穿刺活检降低了低风险前列腺癌的检出率，同时提高了中高级别前列腺癌的检出率；对于病变较大或前列腺体积较小的患者，MRI 直接定位引导穿刺活检的前列腺癌检出率较高；通过 MRI 直接定位引导穿刺活检获得的标本更能代表肿瘤的真正分级。

三、优势和局限性

优势：可实时观察穿刺针的位置，定位精确，遗漏可疑病灶的概率较小；穿刺针数较少；无临床意义肿瘤的检出率低。

局限性：对影像科医师的阅片能力和术中定位判读依赖性高，具有一定的主观性，从而影响其准确性；不适用于 mpMRI 表现阴性的患者；需要特殊 MRI 兼容性穿刺设备，费用高、耗时，需要对其经济 - 效益比进行评估。

四、机器人辅助 MRI 直接定位引导穿刺活检

近几年，为了减少穿刺针套定位所需时间，避免患者反复进出 MRI 设备，提高穿刺准确性，有研究者使用远程控制的 MRI 兼容性机器人设备，用以辅助实时 3.0 T MRI 引导经直肠前列腺穿刺活检，取得了良好的效果。但该技术仍存在一些问题，比如必须保证 MRI 兼容性；要在活检期间使用机器人进行三维引导，必须使用坐标系将其匹配到 MRI，以便能够瞄准可疑病变区域，这需要特殊的硬件和软件。尽管在近年的研究中证明了该方法取得的良好结果，但由于该操作设备价格高，极大地限制了其在临床上的应用。

（崔亚东　张金涛　陈　敏）

第三节　MRI-TRUS 融合前列腺穿刺活检

MRI-TRUS 融合前列腺穿刺活检需要患者术前先行前列腺 mpMRI，预先存储在设备中，提前由影像科医师勾画出可疑病灶，术中应用磁场发生器及位于 TRUS 探头上的磁感应探头获取位置和定向信息，并通过融合软件使术中实时超声与预存储的 MRI 图像进行完全匹配融合，从而定位和跟踪活检部位。这种方法是间接的，需要使用一个额外的设备，并需要专门对操作员进行培训；但操作时间短，局部麻醉下几分钟即可完成，可在门诊且使用常规的超声引导下进行穿刺技术。

一、MRI-TRUS 融合前列腺穿刺流程

1. 术前 mpMRI 检查　所有患者均需术前行 mpMRI 检查，所有 MRI 图像由高年资影像科医师分析，推荐参考前列腺影像报告和数据系统（PI-RADS）分级为指导，标出评分为 3 分以上的可疑前列腺癌区域。

2. 患者准备　常规普通灌肠，穿刺前 30min 预防性静脉应用抗生素。

3. 穿刺过程　目前有不同图像融合系统可供选择，均由超声诊断仪及实时虚拟系统构成，该系统将预先扫描的 MRI 图像与实时 TRUS 进行融合。将预先装载进穿刺活检系统的高分辨率多个切面的 MRI T_2WI TSE 序列图像进行可疑肿瘤感兴趣区（region of interest，ROI）的标记。

患者全麻后取截石位，将阴囊和睾丸向上牵拉固定，会阴部消毒。在经直肠超声探头引导下将用于捕获 TRUS 图像的磁场位置感应器与超声探头连接，然后将 MRI 的矢状面重建图像与 TRUS 的矢状面图像同时显示在一个屏上，一般使用尿道内口作为共同基准来校准两幅图像，使其融合同步显示。这样就可以将 MRI 上的 ROI 对应到 TRUS 图像相应的位置，再由 TRUS 引导穿刺针对 ROI 进行活检。重建 MRI 图像的数据需采用标准的医学数字成像和通信（digital imaging and communications in medicine，DICOM）格式来传送和保存。

所有患者首先行图像融合引导下的"自由臂"经会阴前列腺可疑癌结节靶向穿刺，可同时做标准的 12 针穿刺或经会阴饱和穿刺（图 6-3-1）。

4. 术后并发症　MRI-TRUS 融合前列腺穿刺最常见的并发症为肉眼血尿（20.39%），其次为尿频、尿急等尿路刺激症状和尿潴留，发热等感染相关并发症，较经直肠穿刺明显降低。术前灌肠和使用抗生素都是降低并发症发生率的有效手段，术中穿刺操作技术熟练，尽量避免穿刺损伤尿道和膀胱也是降低并发症的有效手段。

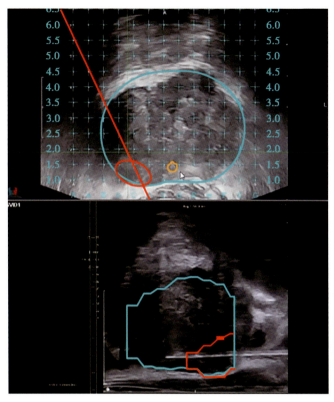

图 6-3-1 MRI-TRUS 融合前列腺穿刺定位

术中实时超声引导穿刺图像：图中蓝色线条圈出的范围为经直肠 B 超图像上勾画的前列腺轮廓，红色线条圈出范围为超声与 mpMRI 融合后定位的病灶范围

二、MRI-TRUS 融合前列腺穿刺的应用价值

2007 年美国国家癌症研究所的 Singh 等对 5 例患者行 MRI-TRUS 融合前列腺穿刺活检，认为这项技术不仅可行，而且快速、准确。从 2008 年开始美国国家癌症研究所对超过 1 000 例患者应用 MRI-TRUS 融合靶向穿刺，结果显示超过 80% 的患者在 MRI 的可疑区域发现了前列腺癌。目前认为，首次活检阴性但 PSA 持续升高，前列腺 MRI 异常的男性，要求主动监测的早期前列腺癌患者，可能是靶向前列腺穿刺活检的最佳人选。

在要求主动监测的前列腺癌患者中的应用：随着 PSA 筛查的普及及系统性穿刺活检的广泛应用，更多的临床无意义的前列腺癌病灶被发现，这部分患者可以选择主动监测。对于进入主动监测的前列腺癌患者如何进行病情评价及确认至关重要。相比临床价值有限的 PSA 监测，更推荐进行验证性活检。有系统性综述发现在主动监测的患者中进行验证性活检，24%～50% 的患者未见癌，2.5%～28% 患者的肿瘤级别升高，而 42%～61% 的患者疾病无进展。Barzell 等对于主动监测的患者行全身麻醉下经会阴饱和穿刺活检(28～34 针)，发现临床有意义的前列腺癌病灶的概率远大于常规超声引导下穿刺活检。由于 mpMRI 在前列腺癌诊断中的灵敏度和特异度高，对主动要求监测患者推荐采用 mpMRI 评估，而对于 mpMRI 提示可疑病灶的患者，可采用 MRI-TRUS 融合靶向穿刺进行验证性活检，以决定患者是否继续主动监测或进行积极治疗。

在前列腺前区肿瘤患者中的应用：最近的研究结果表明，在经会阴前列腺饱和穿刺诊断的前列腺癌中，80% 发现有前区肿瘤。而传统的超声引导下经直肠前列腺穿刺对于前列腺前区肿瘤的漏诊率较高，常出现假阴性，即便多次重复穿刺，仍不易发现病灶，Lawrentschuk 等称之为"前列腺前区肿瘤逃逸综合征"。有研究者认为，前列腺前区肿瘤进展至 T3 期，更易出现切缘阳性，因此，前列腺前区肿瘤的早期诊断显得尤为重要。MRI-TRUS 融合可靶向穿刺前区前列腺肿瘤，尤其对于大体积前列腺，较传统经直肠穿刺更有优势。

三、MRI-TRUS 融合前列腺穿刺与系统性 TRUS 穿刺活检的比较

研究显示，目前经系统性 TRUS 穿刺活检检测到的病例中 46.4% 为低危前列腺癌，而在部分病例，临床有意义的前列腺癌却被漏检。与标准的 TRUS 引导下 12 点系统活检相比，MRI-TRUS 融合成像引导活检阳性率更高，特别在高级别的前列腺癌组差异更大；但同时也发现，有 18% 的前列腺癌仅在 12 点系统性穿刺活检中才能被发现，而在附加的靶目标穿刺中并未发现。由此可见，系统活检仍不可或缺。在一项针对初次经直肠活检阴性但 PSA 持续升高的患者的研究中，发现融合靶向穿刺活检检出率是已报道的传统的超声引导下穿刺的 2 倍(41% vs 18%)。但 Baco 等认为，MRI-TRUS 融合引导下 2 针前列腺靶向穿刺活检对于临床有意义的前列腺癌的检出率与 12 针系统性穿刺活检相似。他们认为，对于临床有意义的前列腺癌的筛查，MRI-TRUS 融合引导下 2 针前列腺靶向穿刺活检有望代替传统的 12 针随机穿刺，尤其是 MRI 检查提示前列腺病灶 PI-RADS 评分为 4 分和 5 分的患者。Pepe 等认为，虽然 mpMRI 在诊断临床有意义的前列腺癌上准确率高(95%)，但在对要求主动监测的前列腺癌患者的验证活检上，mpMRI 与超声融合靶向穿刺活检可能漏检病灶小但有临床意义的前列腺癌病灶，因此尚不能取代饱和穿刺活检。美国国立卫生研究院的 Siddiqui 等对 1 003 例 PSA 升高或直肠指检异常且 MRI 检查至少发现一处病变的患者，分别进行 MRI-TRUS 融合靶向穿刺和 12 针常规系统性穿刺活检，结果显示两种活检方法检测到的患者数目大致相同，但 MRI-TRUS 融合靶向活检方法能够多发现 30% 的高风险癌症患者，同时，减少 17% 的低风险癌症患者；MRI-TRUS 融合靶向穿刺能够多发现 103 例(22%)癌症患者，其中低危者占 83%，中危者占 12%，高危者占 5%，即每 200 例可多检出 1 例高危前列腺癌患者，但同时亦有 17 例

低危患者被检出。因此,他们认为系统穿刺联合靶向穿刺作用有限。Wu 等对包括 3 105 例患者的 14 篇研究进行了 Meta 分析,结果显示 MRI-TRUS 融合穿刺较系统性穿刺活检可以检出更多前列腺肿瘤(46.9% vs 44.2%,$P=0.03$)。对于 MRI 显示中度和高度可疑的患者,MRI-TRUS 融合靶向穿刺可检测出更多有临床意义的前列腺癌[危险比(risk ratio,RR)= 1.19,$P<0.05$]。因此,建议将 MRI-TRUS 融合前列腺穿刺活检用于检测前列腺癌,特别是在 MRI 检查结果显示中度和高度可疑病灶的患者。

四、局限性及展望

不同穿刺设备、软件融合技术不断提高穿刺的准确性,前列腺 MRI 与 TRUS 图像配准的精确度是决定前列腺可疑病灶靶向穿刺准确性的重要因素。如何实现前列腺 MRI 与 TRUS 图像的实时精确配准是研究的难点和热点。目前应用于临床的 MRI-TRUS 融合成像软件平台多数采用电磁示踪定位系统,以前列腺的边缘轮廓或前列腺内钙化、囊肿等为标记物配准的过程中,易受患者体位改变、超声探头和 MRI 直肠线圈内径不一致等影响引起前列腺位移和形变,使得配准产生偏差。另外,在 MRI 图像选取标记点确定层面后需人为主观选取相应 TRUS 的图像进行配准,这在一定程度上会产生图像配准的误差。部分学者基于前列腺内部分割或体素特征的配准算法研究以实现前列腺 MRI 和 TRUS 的图像融合配准,但需要临床医生花费大量时间对 MRI 和 TRUS 图像数据做手动分割,且配准效果受分割结果的不稳定的影响较大。三维超声成像方法取代传统的基于定位器示踪超声探头的重建图像,采用刚性配准的方法实现术前三维 TRUS 与 MRI 图像的配准,经前列腺体模实验研究表明该法不仅具有较高的穿刺精确度,而且降低了操作的复杂度。然而这些研究目前大部分尚处在实验阶段,有待进一步临床试验证实其应用价值。

虽然 MRI-TRUS 融合引导下前列腺靶向穿刺活检较传统系统性穿刺具有明显优势,但亦具有一定局限性。首先,对 MRI 技术及影像科医师的阅片能力依赖高,具有一定的主观性,从而影响其准确性;其次,对于 mpMRI 显示正常的前列腺癌病灶,容易造成漏诊,出现假阴性,仍需联合系统性穿刺;第三,MRI-TRUS 融合穿刺需要专业的设备及先进的图像配准软件,费用高,需要进一步评估经济 - 效益比;第四,由于术中置入直肠超声探头可造成前列腺腺体挤压,使其与 MRI 扫描的前列腺无法完全匹配,造成一定的误差,为极小病灶的精确穿刺带来难度;第五,融合穿刺需要手术医师经过专业的培训,并具备一定的 MRI 阅片能力,学习周期长。

一直以来,由于融合穿刺存在以上的局限性,目前 MRI-TRUS 融合引导下的前列腺靶向穿刺尚无法大规模常规开展。但是前列腺磁共振影像研究(prostate MRI imaging study，PROMIS）肯定了靶向穿刺对临床有意义前列腺癌的诊断价值。通过对前列腺癌的精确定位，靶向前列腺穿刺活检有望改变前列腺癌的诊断和治疗。在未来，MRI-TRUS融合技术也可能会用于重复穿刺和对随访病灶的局灶性治疗。

（王 淼 刘 明 王建业）

第四节　MRI 靶向前列腺穿刺活检不同穿刺方式的比较

如上所述，MRI 靶向前列腺穿刺活检主要有三种方法，包括认知融合穿刺、MRI 直接定位引导穿刺、MRI-TRUS 融合穿刺，不同临床中心施行不同的穿刺方式。目前尚无高级别证据比较三种靶向穿刺方式的诊断准确性。

一、认知融合（视觉模拟）穿刺

该技术为患者完善多参数 MRI 检查后，穿刺操作者可通过影像科医生指导、阅片或 MRI 报告获知可疑病灶位置、大小，操作人员通过超声确定目标病变的位置，并将腺体内的部位转换为经直肠超声引导活检的靶区。这一方法取决于操作者将 MRI 所确定的靶区转化为经直肠超声时所识别的解剖结构的技巧，因而高度依赖操作者的经验和熟练程度。由于横断面磁共振图像和经直肠超声的扇面图像存在一定的差异，在前列腺前尖部、基底部和两侧边缘容易出现融合错误。尽管如此，认知融合前列腺穿刺的前列腺癌检出率仍明显高于 TRUS 系统穿刺。有研究表明，将 180 人分为两组的前瞻性研究中，一组行系统的 10 针穿刺，另一组行认知融合超声前列腺穿刺，两组的检出率分别为 24.4% 和 45.5%（$P<0.01$）。

二、MRI 直接定位引导穿刺

患者在行 MRI 检查时直接在 MRI 指导下进行前列腺穿刺获得组织样本，该技术可同时可视化定位 MRI 可疑靶区和活检针。虽然最常见的穿刺活检方法是经直肠，但该技术也可采用经会阴或经臀进行。

与其他穿刺方法相比，该技术的主要优点是改善了病灶的靶向性，实时、准确地记录了活检位置。经验表明，这种优势对于活检小病灶可能更有价值。此外，该技术只是靶向穿刺活检病变部位而不是整个前列腺，穿刺的针数更少，可以降低并发症的风险。但该技术的局限性也较明显，如操作时间长、学习曲线长、成像系统兼容的穿刺针少以及使用 MRI 资源进行活检的机会成本高。

三、MRI-TRUS 融合穿刺

MRI-TRUS 融合前列腺靶向穿刺是将 MRI 与超声相结合应用于前列腺精准穿刺中的一种技术，通过软件平台将 MRI 图像与经直肠超声进行实时融合、配准，然后在超声的指导下对 mpMRI 所确定的病灶进行靶向穿刺。MRI 能清楚地显示前列腺解剖结构，发现早期、较小的病灶；超声可实时获取前列腺各断面影像资料，MRI-TRUS 正是结合了多参数磁共振成像的优势和经直肠超声的实时检查能力，融合了两种技术的优点，达到前列腺精准穿刺的目的。融合平台可以记录活检的位置，这既有助于积极地监视活检，也有助于在没有确定的有针对性的活检结果的情况下，保证取样的准确性。

在临床实践中，实施 MRI-TRUS 融合成像活检方面存在许多挑战。首先，该方法需要为 MRI-TRUS 融合技术的初始投资提供大量的前期成本，学习曲线长，随着经验的增加，操作者才能熟练掌握。在一项 429 例前列腺 MRI-TRUS 融合穿刺的研究中，由同一位泌尿科医生进行的融合穿刺，在 33 个月内，高度可疑病变的肿瘤检出率从 63% 上升到 86%。另一个重要的问题是 MRI 和超声成像质量，不准确的 MRI 图像分割或经直肠超声图像会导致误配，准确分割的 MRI 图像和经直肠超声的手工配准也会导致错误。

综上所述：虽然三种方法均具有一定优势，但也存在各自的不足。实时 MRI 靶向前列腺穿刺和 MRI-TRUS 融合靶向穿刺有针对性的活检能提高肿瘤的检出率。然而，与实时 MRI 靶向前列腺穿刺相比，MRI-TRUS 融合成像靶向穿刺似乎具有增量效益，这种好处的程度取决于两种瞄准方法中操作者的经验，以及病变的大小和位置。最后，还需要大样本、多中心的数据来比对各种方法的性能。

（王 淼 刘 明 王建业）

参 考 文 献

1. Verma S, Choyke P L, Eberhardt S C, et al. The Current State of MR Imaging-targeted Biopsy Techniques for Detection of Prostate Cancer[J]. Radiology, 2017, 285（2）: 343-356.
2. Futterer J J, Verma S, Hambrock T, et al. High-risk prostate cancer: value of multi-modality 3T MRI-guided biopsies after previous negative biopsies[J]. Abdom Imaging, 2012, 37（5）: 892-896.
3. Zamecnik P, Schouten M G, Krafft A J, et al. Automated real-time needle-guide tracking for fast 3-T MR-guided transrectal prostate biopsy: a feasibility study[J]. Radiology, 2014, 273（3）: 879-886.
4. Tan N, Lin W C, Khoshnoodi P, et al. In-Bore 3-T MR-guided Transrectal Targeted Prostate Biopsy: Prostate Imaging Reporting and Data System Version 2-based Diagnostic Performance for Detection of Prostate Cancer[J]. Radiology, 2017, 283（1）: 130-139.

5. 刘冉录，张一然，徐勇. 多参数磁共振成像引导下前列腺靶向穿刺活检的临床应用进展 [J]. 中华泌尿外科杂志，2015，36（07）：555-558.

6. Hoeks C M，Schouten M G，Bomers J G，et al. Three-Tesla magnetic resonance-guided prostate biopsy in men with increased prostate-specific antigen and repeated, negative, random, systematic, transrectal ultrasound biopsies: detection of clinically significant prostate cancers[J]. Eur Urol，2012，62（5）：902-909.

7. Siddiqui M M，Rais-Bahrami S，Turkbey B，et al. Comparison of MR/ultrasound fusion-guided biopsy with ultrasound-guided biopsy for the diagnosis of prostate cancer[J]. JAMA，2015，313（4）：390-397.

8. Yakar D，Schouten M G，Bosboom D G，et al. Feasibility of a pneumatically actuated MR-compatible robot for transrectal prostate biopsy guidance[J]. Radiology，2011，260（1）：241-247.

9. Quentin M，Blondin D，Arsov C，et al. Prospective evaluation of magnetic resonance imaging guided in-bore prostate biopsy versus systematic transrectal ultrasound guided prostate biopsy in biopsy naive men with elevated prostate specific antigen[J]. J Urol，2014，192（5）：1374-1379.

10. Pokorny M R，de Rooij M，Duncan E，et al. Prospective study of diagnostic accuracy comparing prostate cancer detection by transrectal ultrasound-guided biopsy versus magnetic resonance（MR）imaging with subsequent MR-guided biopsy in men without previous prostate biopsies[J]. Eur Urol，2014，66（1）：22-29.

11. Schimmoller L，Blondin D，Arsov C，et al. MRI-Guided In-Bore Biopsy: Differences Between Prostate Cancer Detection and Localization in Primary and Secondary Biopsy Settings[J]. AJR Am J Roentgenol，2016，206（1）：92-99.

12. 高芬，孙锟，汪登斌. MRI 与经直肠超声融合导航技术引导前列腺靶向穿刺研究. 放射学实践，2017，32（10）：1067-1069.

13. 周智恩，严维刚，周毅. MRI-超声融合引导下前列腺靶向穿刺活检的最新进展. 中华外科杂志，2016，54（10）：792-796.

14. 汪维，张青，张冰. 多指数磁共振与经直肠超声图像融合靶向引导经会阴前列腺穿刺活检的初步研究. 中华超声影像学杂志，2015，（9）：793-796.

15. 罗福，刘春晓. 三种磁共振辅助超声技术在前列腺穿刺活检中的现状分析. 养生保健指南，2018，（25）：20，68.

第七章

磁共振成像在前列腺癌治疗中的应用

第一节 磁共振成像在前列腺癌主动监测中的应用

一、前列腺癌主动监测介绍

前列腺癌是老年男性常见恶性肿瘤之一。欧美国家前列腺癌是男性最常见的恶性肿瘤,死亡率占第 2 位,而我国近 10 年来前列腺癌的发病率迅速升高。北京、上海、广州等地区自 2008 年起前列腺癌的发病率便已超过男性膀胱癌,居男性泌尿生殖系肿瘤发病率第 1 位。但是,一部分低危前列腺癌患者,尤其是前列腺特异性抗原(PSA)筛查过程中发现的局限性低危前列腺癌,不需要进行即刻治愈性治疗,而可采用主动监测,积极监测病灶发展过程,在出现疾病进展达到治疗标准时再给予治愈性治疗。但是如何安全有效地识别哪些患者适用主动监测,在随访过程中如何判断哪些患者需要转为治愈性治疗,从而达到避免过度治疗,又不会错过治愈性治疗时机,真正地提高患者生存时间及生活质量这一目的,仍然是临床一大难点。

近年来,多参数磁共振成像(mpMRI)以其在三维空间及软组织对比上的高分辨率以及多序列多参数成像的优势被认可为前列腺癌最佳影像学诊断技术之一,mpMRI 在前列腺癌主动监测患者的筛选及病灶监测中的作用也越来越受到重视。

二、mpMRI 在主动监测中的应用

(一) mpMRI 有助于筛选主动监测患者

根据 2014 版《中国泌尿外科疾病诊断治疗指南》推荐,主动监测主要适用于预期寿命 > 10 年、PSA < 10ng/ml、Gleason 评分 ≤ 6 分、阳性活检数 ≤ 3、每条穿刺标本的肿瘤 ≤ 50% 的临床 T1c~2a 前列腺癌等。因此,准确的诊断、分期及分级是决定前列腺癌患者

是否能够接受主动监测的关键。目前，经直肠超声引导下前列腺 10~12 针穿刺活检是诊断前列腺癌的最常用手段之一，但是其不能准确地评估肿瘤的大小，并可能漏诊位于前列腺尖部的病变，从而低估前列腺癌分期、分级。因此，若以经直肠超声引导前列腺穿刺结果作为标准，超过 1/3 的前列腺癌分级可能被低估，超过 1/2 诊断为低风险的前列腺癌患者可能需要上调风险级别。

欧洲泌尿与生殖放射协会于 2012 年推荐采用 mpMRI 进行前列腺扫描，即至少包括一个横断面高分辨率 T_2WI 和两个功能性成像序列，例如扩散加权成像（DWI）、动态对比增强磁共振成像（DCE-MRI）。国内专家也普遍认为 mpMRI 是诊断前列腺癌最好的影像学检查方法，mpMRI 能从解剖学和功能学上准确定义病灶的体积、位置及相关功能学特征。虽然 mpMRI 对于病灶体积 <0.5ml、Gleason 评分≤6 分的前列腺癌检出率较低，但是随着病灶体积的增大，Gleason 评分的增高，前列腺癌检出率也随之升高。而且，研究发现 mpMRI 测量病灶直径能够较为准确地反映肿瘤实际直径。Stensland 等回顾性分析 1 633 例术前接受 mpMRI 检查的前列腺根治手术患者，结果发现 mpMRI 上肿瘤直径小于 0.5cm 的病灶大多数为临床无意义的前列腺癌。因此，mpMRI 能够更好地诊断前列腺癌，使分级和分期更加准确，从而有助于筛选主动监测的患者。

Mullins 等纳入分析了 50 例低风险主动监测患者 mpMRI 影像资料，以随访期间两次独立的系统穿刺活检标本作为对照，发现 mpMRI 检测前列腺癌的特异性和阴性预测值均较高，分别为 97.4%、89.7%，与 mpMRI 阴性的患者相比较，mpMRI 阳性患者重复活检后需要重新分类的比例明显升高（40% vs 12.5%，$P=0.04$）。因此，该研究认为 mpMRI 在主动监测患者的筛选中起着重要作用。同时，研究发现 mpMRI 阴性与穿刺病理阴性具有关联性，虽然不是所有的主动监测患者都能适用这个标准，但是普遍认为 mpMRI 阳性患者需要密切随访并重复穿刺证实，而 mpMRI 阴性患者更加适合进行主动监测，对于部分患者还可以适当增加重复穿刺间隔。除了应用穿刺标本作为对照，Turkbey 等回顾性分析 133 例前列腺癌患者资料，以机器人辅助前列腺根治性切除手术病理为对照，比较常用临床评价方法如 D'Amico 评分系统，Epstein 标准及前列腺癌风险评估（cancer of the prostate risk assessment，CAPRA）评分系统，与 mpMRI 的评价方法相结合，在筛选适合主动监测患者中的应用价值，结果表明 D'Amico、Epstein 及 CAPRA 评分系统敏感性、阳性预测值、准确度分别为 93%、25%、70%、64%、45%、88%、93%、20%、59%；而结合 mpMRI 的评价方法敏感性、阳性预测值、准确度分别为 93%、57%、92%。mpMRI 能为目前常用的评价标准提供额外有帮助的信息，从而提高筛选的准确度。D'Amico 和 CAPRA 评分系统可能会低估肿瘤进展风险，分别导致 30% 和 41% 的患者分类错误，使本需要治愈性治疗的患者接受了主动监测，但是结合了 mpMRI 的评价方法能校正

D'Amico 危险度分级 87% 的误分类患者。

Park 等以前列腺癌研究国际主动监测（prostate cancer research international active surveillance，PRIAS）判定原则为纳入标准，以根治性手术标本作为病理对照，回顾性分析了 298 例主动监测患者，结果显示 7% 的患者分期需上调（＞T2），45.6% 的患者分级需上调（Gleason 评分＞6）。分析所有患者 mpMRI 资料显示，mpMRI 阴性患者 35 例（11.7%），阳性患者 263 例（88.3%），mpMRI 阳性患者上调分级的比例明显高于阴性患者（49.8% vs 14.3%，$P＜0.001$），因此同样认为 mpMRI 阴性或阳性是前列腺癌患者主动监测的重要预测因子。

2012 年欧洲泌尿与生殖放射协会前列腺 MRI 指南推荐采用第一版 5 级前列腺影像报告和数据系统（PI-RADS）的评分方法，逐渐成为评价前列腺癌可能性的有用方法。Venderink 等回顾性分析 1 000 例接受主动监测的前列腺癌患者，结果显示与 PSA 密度相比较，PI-RADS v1 评分能更好地预测病灶的性质，PI-RADS v1 评分≥3 分的病灶在重复穿刺中出现临床有意义的前列腺癌的可能性更高。Grey 等回顾性分析 201 例接受主动监测的前列腺癌患者，所有患者均行 mpMRI 和前列腺穿刺活检，结果显示 PI-RADS v1 评分＜3 分的病灶可以避免再次穿刺活检。Porpiglia 等回顾性分析 126 例接受根治性前列腺切除术的患者，联合 PI-RADS v1 评分和 Epstein 或 PRIAS 评分标准能使临床有意义的前列腺癌检出率分别升高 5% 和 7%。另外还有研究也证实了 PI-RADS v1 评分能显著改善主动监测患者危险分级。

近年来，欧洲泌尿与生殖放射协会前列腺 MRI 指南将 PI-RADS 评分更新至第二版（PI-RADS v2）。Yim 等回顾性分析接受主动监测患者，将 PI-RADS v2 与 PI-RADS v1 评分系统相比，结果显示 PI-RADS v2 评分系统能够较为准确地区分临床无意义的前列腺癌，因此该研究认为 PI-RADS v2 能很好地进行主动患者的筛查。Lim 等研究发现 PI-RADS v2 评分≥3 分的病灶，根治术后病理升级的风险明显升高，因此，作者认为 PI-RADS v2 系统能作为筛选主动监测患者的有效指标。

（二）mpMRI 在主动监测患者随访中的应用

主动监测患者何时转为治愈性治疗还是继续主动监测，取决于病变进展的情况，但是目前尚无确切标准。2014 版《中国泌尿外科疾病诊断治疗指南》推荐主动监测转为积极治疗指征为：①前列腺穿刺活检 Gleason 评分＞4＋3，或者穿刺组织中发现肿瘤组织明显增多；②患者意愿；③PSA 倍增时间＜3 年或 PSA 速率＞2.0ng/ml 可能提示疾病进展，需要 mpMRI 或穿刺检查；④当 Gleason 评分＜6 而 PSA 上升很快时，mpMRI 检查有重要的参考意义，MRI 阴性可排除 94%～97% 的高级别前列腺癌，如有阳性发现，则需要进一步穿刺检查或积极治疗。

mpMRI 阳性或阴性表现在前列腺癌主动监测患者的筛选和随访中有着重要意义,同时 mpMRI 还可以从病灶形态及功能方面评价病变是否进展。病灶局部进展的形态学表现为体积增大或数量增多。在相对严格的筛选标准下,MRI 单从 T_2WI 上发现 $0.2cm^3$ 大小病灶的比例仅占 19%,因此,即使监测病灶体积的变化,同样需要结合 DWI 和 DCE-MRI 等功能像,以提高灵敏度。从功能方面评价主动监测患者病灶局部进展的文献报道并不多。Morgan 等用 $T_2WI+DWI$ 对 50 例主动监测的前列腺癌患者进行为期 1~3 年随访观察,结果表明病变进展的患者肿瘤和全前列腺表面扩散系数(ADC)ADC_{all}(b 值 = 0~$800s/mm^2$)、ADC_{fast}(b 值 = 0~$300s/mm^2$)均明显降低,没有进展的患者 ADC 值没有变化。将肿瘤 ADC_{all} 降低 10% 作为病变进展指标,其敏感性为 93%,特异性为 40%。病灶进展患者全前列腺 ADC_{all}、ADC_{fast} 和 ADC_{slow}(b 值 = 300~$800s/mm^2$)降低百分比也明显高于未进展患者。因此 Morgan 等认为 DWI 有助于监测适合于主动监测的早期前列腺癌患者。

总之,随着低危前列腺癌患者接受主动监测的比例逐渐增多,准确的筛选方案和随访策略对于降低损伤、减少过度治疗至关重要。mpMRI 显著增加临床有意义前列腺癌检出率,既有助于筛选适合主动监测的患者,又有利于病灶的随访监测,减少不必要的重复活检。

(刘　明　逢　城)

第二节　以磁共振成像为基础的局灶治疗

一、前列腺癌局灶治疗发展概述

随着 PSA 筛查的普及,初诊前列腺癌患者中,中、低危前列腺癌患者所占比例越来越高。根治性治疗仍然是针对这部分患者的传统治疗手段,包括根治性前列腺切除术以及根治性放疗。虽然上述疗法可以对肿瘤达到根治效果,但是也会带来较多的手术相关并发症。近些年来,国内外指南倡导主动监测在前列腺癌治疗中的意义。主动监测在低危前列腺癌治疗中被证实安全有效,但是对于中危前列腺癌的治疗效果,争议依旧存在。部分研究显示主动监测在肿瘤控制方面可能难以达到等同根治性手术的效果。除此之外,主动监测也会给患者带来一定的经济和心理负担,并需要患者有很好的依从性。在这样的背景之下,局灶治疗作为一种介于主动监测和根治性治疗中间地带的治疗方式成为近年来研究和关注的一大热点。

局灶治疗仅针对目标肿瘤部位进行治疗,同时尽可能地保留正常组织,其目的是消除临床显著疾病,使疾病进展或转移的风险由中高危转为低危,甚至达到等同根治的效果。局灶治疗在其他系统肿瘤的治疗中早已广泛应用，包括：甲状腺癌、肝癌、乳腺癌等肿瘤的治疗。对于前列腺癌，局灶治疗可以作为一种积极治疗的手段使肿瘤得到控制，又可以尽量避免损伤神经血管束、尿道括约肌、膀胱颈等重要结构和邻近器官，为患者保留正常的控尿功能与性生殖功能，在减少手术并发症、提高患者术后生活质量方面具有很大的优势。

前列腺癌是一种多灶性疾病，对于前列腺癌的局灶治疗而言，最大的挑战在于病灶的精准定位以及肿瘤的根除。mpMRI 的出现和发展为前列腺癌病灶无创性的精确诊断和定位提供了可能，而局灶治疗在多灶性前列腺癌治疗的可行性得益于主要病灶（index lesion）学说的出现。研究发现虽然前列腺癌具有多灶性分布特点，但是前列腺癌疾病的进展，包括发生、发展、转移等一系列疾病行为多与前列腺中最大的癌灶密切相关，这些病灶被定义为主要病灶。因此，可以认为局灶治疗并不一定需要根除前列腺中的所有癌灶，只需要消除主要病灶就可以达到控制疾病进展的效果。而 mpMRI 对于前列腺癌主要病灶具有很高的检测敏感性，可以作为患者筛选以及病灶定位的重要而可靠的工具。

二、局灶治疗适应证的选择

选择合适的适应证是前列腺癌局灶治疗成功的关键环节之一。低危前列腺癌一直以来被认为是局灶治疗的适应证。传统观念认为适合局灶治疗的前列腺癌患者需要满足以下条件：中低危前列腺癌（分期≤T2，Gleason 评分≤4＋3，PSA＜20ng/ml）；mpMRI 可识别主要病灶，且病灶位于前列腺单侧叶。但是随着影像技术的发展以及局灶治疗数据和经验的积累，越来越多的学者倾向于将中危前列腺癌纳入局灶治疗的临床研究中。目前一般认为小体积、单发、Gleason 评分 7 分或者体积稍大、局限于单侧叶、Gleason 评分 6 分的中危前列腺癌患者是局灶治疗的最佳人选。但需要指出的是，局灶治疗目前处于临床试验阶段，欧洲泌尿外科学指南明确指出前列腺癌的局灶治疗仅推荐应用于入组临床试验的患者。

三、以 MRI 为基础的局灶治疗方式

在 20 世纪 90 年代，MRI 引导下的疾病干预和手术方式开始被引入临床应用，并逐渐应用于神经外科的术中操作，主要用于提高低级别胶质瘤的切除效果。MRI 作为局灶治疗的引导方式，相比于其他影像学手段具有不可替代的优势，主要表现在以下两点：① MRI 具有良好的软组织分辨率，能够更好地定位并分辨肿瘤边界，这为精确定位和判断肿瘤范围从而引导精确完整的肿瘤损毁提供了保障；②以 MRI 为基础的温度测量是目前所证明的最好的可提供量化温度地图的方式，这保证了术中温度和治疗范围的精确控

制,使得治疗在损毁肿瘤的同时更好地保留正常组织,减少并发症的发生。随着 MRI 技术的不断发展,目前 MRI 已广泛应用于各类局灶治疗的引导。

(一)冷冻治疗

冷冻治疗是通过在组织中诱导极低温度导致组织细胞冻融,冻融循环可造成肿瘤细胞的坏死和凋亡,并引起肿瘤血管的血栓形成和血管破坏,这样可造成肿瘤缺血坏死,而坏死组织引发的免疫反应也将进一步造成肿瘤破坏。冷冻治疗在前列腺癌治疗中的应用始于 20 世纪 60 年代,是应用于前列腺癌治疗最早的一种局灶治疗方式。最初的治疗直接经尿道或会阴切口置入探针,利用液氮进行冷冻,冷冻温度、冷冻区域定位、冷冻程度都难以掌控。尿道保护器、温度探测器及冷冻探针等新技术的出现大大推动了冷冻治疗的发展,使得治疗更加安全有效,促使冷冻治疗在 21 世纪初的迅速推广。

目前冷冻疗法普遍采用氩气和氦气循环使用,以使得肿瘤组织达到反复冻融的效果。氩气可使探针尖部温度迅速降至 $-150℃$ 以下,而氦气可复温至 $45℃$。早期冷冻治疗多通过经直肠超声引导下经会阴置入探针,但是超声图像常会受到来自冷冻中心(ice ball)的反射声波影响,这使得图像质量严重受限。MRI 引导下的经皮冷冻治疗因 MRI 良好的组织分辨率可以获得更高质量的实时监控图像,并且可以更精确地监测温度和冷冻范围。动物实验也证实 MRI 引导下经皮前列腺冷冻治疗具有很好的安全性和可行性,但是 MRI 在判断冷冻边界方面仍具有一定的局限性。MRI 只能清晰分辨温度为 $0℃$ 处的组织边界,但是该温度并不是冷冻治疗对肿瘤杀伤的有效温度。有效杀伤温度需要达到 $-40\sim-20℃$,这就需要临床医生在实际手术操作过程中根据 MRI 所分辨出的影像边界对实际肿瘤杀伤的有效边界进行预估。而对于某些特殊部位的前列腺癌,如邻近直肠、膀胱、尿道括约肌的前列腺癌,肿瘤的治疗效果和并发症发生率二者的权衡也是临床医生决断冷冻治疗边界的一项重大挑战。

在安全性和并发症发生方面,多项临床试验显示冷冻疗法在压力性尿失禁、瘘管、尿道狭窄、泌尿系感染等并发症方面发生率较低,患者性功能也大多不受影响。一项纳入 11 例患者的 MRI 引导下冷冻治疗研究报道了较低的术后血尿、排尿困难、尿潴留等并发症发生率,研究仅报道了 1 例患者发生了直肠瘘的严重并发症,该例于术后 3 个月自发愈合。Shah 等进行了一项针对将冷冻治疗作为前列腺癌初始治疗手段的系统性评价。在 $9\sim70$ 个月的随访周期中,无生化复发生存(biochemical recurrence free survival,BCR-FS)为 $71\%\sim93\%$,尿失禁发生率为 $0\sim3.6\%$,勃起功能障碍则出现于 $0\sim42\%$ 的患者中。相比于根治性治疗,并发症发生率均大大降低。以上证据均表明 MRI 引导下的冷冻治疗是一种安全可行的治疗方式,但是肿瘤治疗的远期效果还缺乏随机对照研究和长期随访结果进一步证实。

(二)高强度聚焦超声波治疗和磁波刀

高强度聚焦超声波治疗(high-intensity focused ultrasound,HIFU)在临床中应用最早的报道发表于20世纪40年代,而应用于前列腺癌治疗的研究始于90年代。HIFU是目前广泛应用的一项局灶消融手段,它利用高能量超声波诱导细胞损伤。高能量超声波所产生的热能可将组织温度提高到60℃以上,瞬间高温将会使组织发生凝固性坏死。超声波与水相互作用而形成的空化作用是诱导组织损伤的另一主要机制。

HIFU的一大优势在于不需要向前列腺中置入探针进行组织加热,经直肠的超声探头既提供前列腺肿瘤定位和手术消融信息,同时也发射高强度超声波进行治疗操作。但经直肠超声对前列腺癌病灶的形状范围的描绘以及定位效果欠佳,并且无法实时反馈组织温度,导致早期HIFU治疗多需对整个腺体进行消融且难以调控超声的能量。

在HIFU疗效和并发症方面,目前绝大多数结果是基于全腺体消融的研究数据。一项纳入1 002例患者的前瞻性单臂研究结果显示,全腺体消融术后尿失禁发生率3%～6%,尿道狭窄发生率6%～35%,低、中、高危组前列腺癌患者8年内无生化复发生存率分别为76%、63%、57%。一项纳入50例接受单侧HIFU治疗、病灶局限于单侧叶的低危前列腺癌患者的前瞻性单臂研究结果显示,39个月随访结果显示生化复发率为28%～36%,术后尿失禁发生率6%,勃起功能障碍发生率20%。随着引导技术和设备的改进,相关临床试验的终点指标也越来越理想。一项随访超过2年的临床研究所纳入的918例患者,分别于1999—2012年经三代不同设备引导下进行HIFU治疗,相应的三代设备引导下治疗的患者5年无生化复发生存率分别为48.3%、62.3%和82%。近年来,越来越多关于HIFU局灶性治疗效果评价的临床试验开始进行,一项31例T2a期前列腺癌患者参与的前瞻性研究显示,第1、2、3年的肿瘤无生化复发率分别为100%、89%和82.7%,而患者的生存率、疾病特异性生存率都达到100%,手术安全,无严重不良反应。HIFU治疗目前最大的问题在于如何准确定位和精确消融肿瘤病灶。

磁波刀(MRI-guided focused ultrasound surgery,MRgFUS)联合了先进的声学传递科技、热消融系统和MRI技术,能够实现病灶的精确定位、实时温度监测以及能量沉积的闭合回路控制,是目前能够提供肿瘤范围边界检测结果、周围组织器官的结构描绘以及治疗中温度变化监测最为精确的方式。这大大提高了肿瘤定位的精确性并可以为手术提供实时温度分析,使得过度治疗以及局部温度过热的问题得以解决。目前MRgFUS应用于前列腺癌的治疗尚处于临床试验阶段,可通过经直肠和经尿道探头实现能量的发射。经直肠MRI引导聚焦超声系统的超声能量通过置入直肠的超声探头发出,探头的相控阵换能装置可以将超声波定位至MRI图像所指示的前列腺解剖部位,当超声波能量到达靶向部位并转换为热能损毁组织时,MRI可以提供实时的治疗和加温区域温度反馈以及邻近组织的解剖信息。一项来自加拿大的临床试验初步证实了 MRgFUS 系统治疗前列腺癌的临床可行性,并报道了 8 位中低危前列腺癌患者接受治疗的短期肿瘤控制结果。这 8 位患者共进行了 10 个病灶的治疗,治疗后 6 个月患者生活质量相较治疗前无明显差异。所有治疗区域于 MRI 均显示阴性。4/8(50%)患者以及 6/10(60%)病灶靶向穿刺证实无肿瘤残留或者复发;3 位患者发现低负荷 Gleason 6 分肿瘤进行主动监测,1 位患者治疗区域重复穿刺发现 1 针阳性病灶(治疗区域穿刺 5 针,1 针阳性为 Gleason 8 分病灶)并接受根治手术,手术切缘阴性。研究结果初步证实了 MRgFUS 用于治疗前列腺癌的安全性和可行性以及可接受的肿瘤控制效果。

(三) 激光消融

前列腺癌激光消融治疗是一种非常适合在 MRI 引导下进行的局灶治疗方式。激光消融通过向靶区置入光纤,再直接通过激光对靶区升温烧灼达到对组织细胞的杀伤。激光光纤在经直肠超声或者 MRI 引导下经会阴部通过特制格栅放置于前列腺癌病灶区域,在经直肠超声或者 MRI 监测下进行操作温度和组织消融范围的控制,从而完成治疗。早期动物实验证实了 MRI 引导下激光消融在前列腺手术中的技术可行性。Woodrum 等则证实了 3.0 T 磁共振在人体前列腺激光消融手术中应用的可行性。Raz 等报道了 3 例 1.5 T 磁共振引导下进行的前列腺癌激光消融手术患者术后 3 小时顺利出院的病例。目前已经有相当一部分 I 期临床试验证明了激光消融在前列腺癌治疗中的安全性和有效性,但是仍缺乏长期的随访数据,因此激光消融对于前列腺癌患者远期治疗获益尚不明确。

四、局灶治疗效果评价及术后随访

由于缺乏长期随访的临床试验数据,目前专家共识中也没有对局灶治疗效果评价标准做出明确的推荐。一般我们认为对目标病灶进行了消融治疗,肿瘤学进展风险得以改善,同时手术保留了周围组织和器官功能的治疗即是成功的。当前临床试验中疗效主要通过术后穿刺活检、PSA 水平监测以及术后再治疗率评价。

MRI 是局灶治疗术后用于监测疾病进展的重要手段,术后 MRI 发现前列腺内可疑病灶也是进行穿刺活检的指征。目前术后穿刺是评价疗效和判断是否需要再治疗的最重要的手段之一。有研究认为对于 1 年后术区穿刺发现的残存病灶,若 Gleason 评分 3 + 3 = 6 分且肿瘤长度 ≤ 3mm 则不需要进一步治疗;若 Gleason 评分为 3 + 4 或者 4 + 3 = 7 分,无论肿瘤长度如何,都意味治疗失败或复发需要进一步干预。

目前也有研究尝试将 MRI 在术后随访和效果评价中赋予更重要的作用。2010 年发表的一篇针对接受激光局灶消融治疗的 4 例患者的病例分析,通过将局灶治疗后 MRI 与局灶治疗后根治切除标本的病理大切片进行对比,证明了激光消融对目标病灶有可靠的治疗效果，同时也初步证明了 MRI 可以准确地检测消融范围从而可以作为术后评价疗效的一种有效手段。

五、总结

前列腺癌的局灶治疗相比根治性治疗创伤微小，并发症发生率较低，同时能很好地保留患者的控尿和性生殖功能，具有很好的研究和应用前景。mpMRI 对于前列腺癌的精确诊断和定位，尤其是对于主要病灶的高敏感性保证了局灶治疗的可行性。因其良好的组织分辨率，mpMRI 在术前诊断、多种局灶治疗方式的术中引导以及术后疗效评价和随访均起到了重要的作用。目前多项研究证明 MRI 引导下的局灶治疗，包括冷冻治疗、HIFU 治疗、MRgFUS、激光消融治疗等，具有很好的安全性和可行性。但是由于缺乏长期随访的肿瘤学证据，前列腺癌局灶治疗的远期效果还需要进一步证实。

（刘　明　逄　城）

第三节　治愈性治疗术后复发评估

一、前列腺癌根治术后生化复发

前列腺癌治愈性治疗又称局部治疗，主要包括前列腺癌根治术和根治性放疗。局部治疗后部分患者出现生化复发（biochemical relapse，BCR），随后临床复发。局部治疗后 22% 的患者 3 年内需要再程治疗。

根治术后 PSA 增高，需做进一步影像学检查，mpMRI 是主要检查方式之一，部分患者需要做 TRUS 引导下穿刺活检，或者 MRI 引导下穿刺活检。根治术后 PSA 增高，吻合口活检阳性率可达 40%~50%，但不必常规做吻合口活检，根治术后再程治疗主要根据 PSA 失败。大部分根治性前列腺癌切除术后肿瘤复发的第一证据即表现为 BCR。目前根治术后 BCR 定义为术后 PSA 持续升高超过 $0.2\mu g/L$。临床上，将血清 PSA 水平连续 2 次≥$0.2\mu g/L$ 定义为 BCR。在应用 PSA 早期，常用较高的 PSA 最低值如 $0.6\mu g/L$ 作为判断肿瘤复发的指标。最近 20 年，检查方法的改进提高了 PSA 检出的敏感性，大部分肿瘤学家应用更低的 PSA 最低值判断有无 BCR。在克利夫兰医疗中心和约翰霍普金斯医院报道的 2 000 例患者中，所有患者在临床复发前都表现为 PSA 失败。根治术后 BCR 可分为影像学复发和单纯 BCR 两类，影像学复发患者除 PSA 升高，MRI 或者 PET/CT 可见前列腺瘤床区复发病灶，或者转移病灶。单纯 BCR 患者，影像学无阳性结果。一项来自法国的研究显示，术后 BCR 且 TRUS 穿刺活检病理阳性的患者，T_2WI、MRS、DWI、DCE-MRI

敏感性分别为 57%、53%、71%、100%。

根治术后 BCR 的治疗以激素和挽救性放疗为主,其治疗效果判断除 PSA 外,MRI 也是常规检查项目。对于 BCR 合并影像学复发的患者,挽救性放疗后 1 个月和 3 个月复查盆腔 MRI,根据治疗前后 MRI 各序列对比,可判断疗效,为制定下一步治疗方案提供准确依据。BCR 后除常规治疗外,抗血管生成治疗也是前列腺癌治疗的研究热点之一,DCE-MRI 不仅对前列腺癌疗效评估和复发的判断较组织学方法具有优势,在预测肿瘤血管生成方面也有巨大潜力,有研究表明通过 DCE-MRI 可无创评价肿瘤的血管生成和毛细血管通透性等血流动力学信息,可用于临床抗肿瘤血管药物治疗效果的评价。

关于预测术后 BCR 的研究很多,近年研究者已经根据前列腺癌患者临床病理指标构建了许多预测前列腺癌根治术后 BCR 的模型,如 Kattan 列线图和前列腺癌风险评估(CAPRA)评分模型,但仍有许多局限性。Zhang 等基于 MRI 特征和术前临床特征建立列线图,预测前列腺癌患者根治术后 3 年 BCR 情况,总共收集 205 例根治术后患者,结果表明添加 MRI 特征后传统 D'Amico 模型预测 3 年 BCR 的 AUC 从 0.793 升至 0.901($P<0.001$),CAPPA 的 AUC 从 0.809 升至 0.894($P=0.004$)。多变量分析显示肿瘤 ADC 值、PI-RADS v1 评分、病理分级和 T3b 均是生化复发独立预测因子,整合了 MRI 特征和临床病理变量的列线图可前瞻性地用于评价前列腺癌患者的治疗风险。术前 MRI 也是判断前列腺癌根治术后 BCR 的指标之一,国内一项 115 例患者的研究显示,术前 MRI 阳性、活检 Gleason 评分高和临床分期高是前列腺癌根治术后 BCR 的危险因素。

二、前列腺癌根治性放疗评估

关于前列腺癌根治性放疗后生化复发,1997 年美国放射肿瘤学会(American Society for Therapeutic Radiology Oncology,ASTRO)制定了 PSA 生化复发定义:治疗后 PSA 达到最低值后,连续 3 次 PSA 升高,PSA 检测时间需间隔 6 个月。失败时间指放射治疗后 PSA 最低值到连续 3 次 PSA 增高中首次 PSA 增高的中位时间。ASTRO 没有规定 PSA 最低值,但 PSA 最低值<1μg/L 是放疗后无 PSA 复发生存率的独立预后因素,可以作为参考最低值。

2006 年 ASTRO 和肿瘤放射治疗协作组(radiation therapy oncology group,RTOG)对 PSA BCR 进行了新的定义:PSA 最低值基础上增加≥2μg/L,是放疗±激素治疗后 BCR 的标准定义,这提高了诊断的敏感性和特异性。

近年虽然越来越多 MRI 新技术用于前列腺癌的研究,但 T_2WI、DWI 及 DCE-MRI 仍是目前 mpMRI 检查的三大核心技术,包括 2015 年以后使用的修改版 PI-RADS,其第二版也是基于以上三大核心技术参数的前列腺 mpMRI 影像报告与数据系统。不同序列在前列腺癌放疗后有其独特变化。例如 DWI 成像可通过水分子随机扩散能力的变化而间接反映出组织结构、细胞特征、细胞密度、间质成分等方面的改变。DWI 中水分子扩散程度通过 ADC 反映,有研究表明在接受放射线治疗后 4~11 天内即可观察到 ADC 值升高,主要是由于放疗引起细胞膜破坏、细胞外水分子增加、放射诱导的坏死和细胞凋亡。前列腺癌放射治疗后原病灶区 ADC 值显著升高,放疗后 3 个月 ADC 明显升高,3~12 个月进一步升高。但在正常前列腺组织内,放疗后 ADC 值无明显变化,提示 ADC 值可以用来评价肿瘤放疗的疗效。

由于前列腺癌组织、前列腺放疗后改变、根治术后瘢痕组织等在 T_2WI 上均表现为弥漫低信号,T_2WI 难以准确判断肿瘤良、恶性,而 DCE-MRI 则可以通过强化方式的不同对这些组织加以鉴别,提高诊断肿瘤复发的准确性。有报道称,与 T_2WI 相比,DCE-MRI 评估放疗后复发的敏感性、阳性预测值和阴性预测值均有所提高,分别从 38% 升高到 72%,24% 升高到 46%,88% 升高到 95%。mpMRI 在判断病变复发方面具有较高的敏感性,尤其对外照射治疗的敏感性达 96%,来自法国的研究显示,放疗后 BCR 且 TRUS 穿刺活检病理阳性的患者,T_2WI、MRS、DWI、DCE-MRI 敏感性分别为 71%、78%、96%、96%。放疗后各序列评估敏感性优于根治术后生化复发评价,T_2WI 联合 DWI、DCE-MRI 判断放疗后复发病灶敏感性能达到 100%,表明 MRI 不同序列对治疗后复发病灶的检出具有重要价值,进而可以指导临床确定合理的治疗方案。

MRI 和 MRS 能无创评价前列腺癌的解剖分布及肿瘤生物学特征,在前列腺癌诊断、分级和治疗后监测有重要应用价值。前列腺癌术后、放疗后常规影像检查方法包括 TRUS、CT 和 MRI,在区分治疗后的健康前列腺组织和肿瘤组织上有一些难度。前列腺随机活检是唯一能明确是否恶性肿瘤组织残留或复发的方法,但易发生取样误差且难以解释治疗后病理改变。MRS 诊断前列腺癌残留或复发时,对代谢物指标需要进行合理调整,因为前列腺癌治疗后,尤其是放疗联合内分泌治疗后代谢物的消减需要时间。例如前列腺枸橼酸分泌受激素调节,在内分泌治疗后早期 MRS 将会显示枸橼酸显著下降。随时间延长,内分泌治疗后胆碱和肌酸含量也会逐步减低,可能与相关前列腺组织萎缩有关。研究证实,前列腺 MRS 能将肿瘤残留或复发与良性组织、萎缩/坏死组织区分开。在前列腺癌早期治疗后健康和恶性组织中多胺代谢和枸橼酸盐(Cit)趋于消失,因此通常以胆碱(Cho)、肌酸(Cre)与 Cit 比值升高作为前列腺癌残留和肿瘤复发的标志。文献报道,半边前列腺内 3 个以上体素 Cho+Cre/Cit 比值≥1.5 诊断前列腺癌复发的敏感性和特异性分别为 87% 和 72%。

(钟秋子　李高峰)

参 考 文 献

1. Siegel R, Naishadham D, Jemal A. Cancer statistics, 2012[J]. CA Cancer J Clin, 2012, 62(1): 10-29.
2. 王建业, 陈鑫, 刘明. MRI 在前列腺癌诊断和治疗中的应用[J]. 磁共振成像, 2010, 1(4): 253-256.
3. 李春媚, 陈敏, 李飒英. 前列腺癌的 MRI 诊断: T_2WI、DWI、MRS 及其综合应用[J]. 磁共振成像, 2010, 1(4): 257-263.
4. Henderson D R, de Souza N M, Thomas K, et al. Nine-year Follow-up for a Study of Diffusion-weighted Magnetic 28. Resonance Imaging in a Prospective Prostate Cancer Active Surveillance Cohort[J]. Eur Urol, 2016, 69: 1028-1033.
5. Barentsz J O, Richenbcrg J, Clements R, et al.ESUR prostate MR guidelines 2012[J]. Eur Radiol, 2012, 22(4): 746-757.
6. Marin L, Ezziane M, Comperat E, et al. Comparison of semi-automated and manual methods to measure the volume of prostate cancer on magnetic resonance imaging[J]. Diagn Interv Imaging, 2017, 98: 423-428.
7. Stensland K D, Coutinho K, Hobbs A R, et al. Are magnetic resonance imaging undetectable prostate tumours clinically significant? Results of histopathological analyses[J]. Arab J Urol, 2016, 14: 256-261.
8. Johnson L M, Turkbey B, Figg W D, et al. Mutiparametric MRI in prostate cancer management[J]. Nat Rev Clin Oncol, 2014, 11(6): 346.353.
9. Margel D, Yap S A, Lawrentschuk N, et al. Impact of multiparametric endorectal coil prostate magnetic resonance imaging on disease reclassification among active surveillance candidates: a prospective cohort study[J]. J Urol, 2012, 187(4): 1247-1252.
10. Mullins J, Bonekamp D, Landis P, et al. Multiparametric magnetic resonance imaging findings in men with low-risk prostate cancer followed using active surveillance[J]. BJU Int, 2013, 111(7): 1037-1045.
11. Turkbey B, Mani H, Aras O, et al. Prostate cancer: can multiparametric MR imaging help identify patients who are candidates for active surveillance?[J]. Radiology, 2013, 268(1): 144-152.
12. Park B H, Jeon H G Choo S H, et al.Role of multipararnetric 3.0-Tesla magnetic resonance imaging in patients with prostate cancer eligible for active surveillance[J]. BJU Int, 2014, 113(6): 864-870.
13. Grey A D, Chana M S, Popert R, et al. Diagnostic accuracy of magnetic resonance imaging (MRI) prostate imaging reporting and data system (PI-RADS) scoring in a transperineal prostate biopsy setting[J]. BJU Int, 2015, 115: 728-735.
14. Venderink W, van Luijtelaar A, Bomers J G, et al. Results of Targeted Biopsy in Men with Magnetic Resonance Imaging Lesions Classified Equivocal, Likely or Highly Likely to Be Clinically Significant Prostate Cancer[J]. Eur Urol, 2018, 73(3): 353-360.
15. Porpiglia F, Cantiello F, De Luca S, et al. Multiparametric magnetic resonance imaging and active surveillance: How to better select insigni cant prostate cancer?[J]. Int J Urol, 2016, 23: 752-757.

16. Hoeks C M, Somford D M, van Oort I M, et al. Value of 3-T multiparametric magnetic resonance imaging and magnetic resonance-guided biopsy for early risk restrati cation in active surveillance of low-risk prostate cancer: a prospective multicenter cohort study[J]. Invest Radiol, 2014, 49: 165-172.

17. Yim J H, Kim CK, Kim J H. Clinically insignificant prostate cancer suitable for active surveillance according to Prostate Cancer Research International: Active surveillance criteria: Utility of PI-RADS v2[J]. J Magn Reson Imaging, 2018, 47: 1072-1079.

18. Lim C S, McInnes M D F, Flood T A, et al. Prostate Imaging Reporting and Data System, Version 2, Assessment Categories and Pathologic Outcomes in Patients With Gleason Score 3＋4＝7 Prostate Cancer Diagnosed at Biopsy[J]. AJR Am J Roentgenol, 2017, 208: 1037-1044.

19. Klotz L, Vesprini D, Sethukavalan P, et al. Long-term follow-up of a large active surveillance cohort of patients with prostate cancer[J]. Journal of clinical oncology: official journal of the American Society of Clinical Oncology, 2015, 33(3): 272-277.

20. Weerakoon M, Papa N, Lawrentschuk N, et al. The current use of active surveillance in an Australian cohort of men: a pattern of care analysis from the Victorian Prostate Cancer Registry[J]. BJU international, 2015, 115 Suppl 5: 50-56.

21. Lindner U, Trachtenberg J, Lawrentschuk N. Focal therapy in prostate cancer: modalities, findings and future considerations[J]. Nature reviews Urology, 2010, 7(10): 562-571.

22. Ahmed H U. The index lesion and the origin of prostate cancer[J]. The New England journal of medicine, 2009, 361(17): 1704-1706.

23. Valerio M, Ahmed H U, Emberton M, et al. The role of focal therapy in the management of localised prostate cancer: a systematic review[J]. European urology, 2014, 66(4): 732-751.

24. Donaldson I A, Alonzi R, Barratt D, et al. Focal therapy: patients, interventions, and outcomes--a report from a consensus meeting[J]. European urology, 2015, 67(4): 771-777.

25. Mottet N, Bellmunt J, Bolla M, et al. EAU-ESTRO-SIOG Guidelines on Prostate Cancer. Part 1: Screening, Diagnosis, and Local Treatment with Curative Intent[J]. European urology, 2017, 71(4): 618-629.

26. Langenhuijsen J F, Broers E M, Vergunst H. Cryosurgery for prostate cancer: an update on clinical results of modern cryotechnology[J]. European urology, 2009, 55(1): 76-86.

27. Ward J F, Jones J S. Focal cryotherapy for localized prostate cancer: a report from the national Cryo On-Line Database (COLD) Registry[J]. BJU international, 2012, 109(11): 1648-1654.

28. Gangi A, Tsoumakidou G, Abdelli O, et al. Percutaneous MR-guided cryoablation of prostate cancer: initial experience[J]. European radiology, 2012, 22(8): 1829-1835.

29. Copelan A, Hartman J, Chehab M, et al. High-Intensity Focused Ultrasound: Current Status for Image-Guided Therapy[J]. Seminars in interventional radiology, 2015, 32(4): 398-415.

30. Hoogenboom M, Eikelenboom D, den Brok M H, et al. Mechanical high-intensity focused ultrasound

destruction of soft tissue: working mechanisms and physiologic effects[J]. Ultrasound in medicine & biology, 2015, 41(6): 1500-1517.

31. Hectors S J, Jacobs I, Moonen C T, et al. MRI methods for the evaluation of high intensity focused ultrasound tumor treatment: Current status and future needs[J]. Magnetic resonance in medicine, 2016, 75(1): 302-317.

32. Crouzet S, Chapelon J Y, Rouviere O, et al. Whole-gland ablation of localized prostate cancer with high-intensity focused ultrasound: oncologic outcomes and morbidity in 1002 patients[J]. European urology, 2014, 65(5): 907-914.

33. van Velthoven R, Aoun F, Marcelis Q, et al. A prospective clinical trial of HIFU hemiablation for clinically localized prostate cancer[J]. Prostate cancer and prostatic diseases, 2016, 19(1): 79-83.

34. Van Velthoven R, Aoun F, Limani K, et al. Primary Zonal High Intensity Focused Ultrasound for Prostate Cancer: Results of a Prospective Phase IIa Feasibility Study[J]. Prostate cancer, 2014, 2014: 756189.

35. Ghai S, Perlis N, Lindner U, et al. Magnetic resonance guided focused high frequency ultrasound ablation for focal therapy in prostate cancer - phase 1 trial[J]. Eur Radiol, 2018; 28(10): 4281-4287.

36. Postema A W, De Reijke T M, Ukimura O, et al. Standardization of definitions in focal therapy of prostate cancer: report from a Delphi consensus project[J]. World journal of urology, 2016, 34(10): 1373-1382.

37. Lindner U, Lawrentschuk N, Weersink R A, et al. Focal laser ablation for prostate cancer followed by radical prostatectomy: validation of focal therapy and imaging accuracy[J]. European urology, 2010, 57(6): 1111-1114.

38. Weinreb J C, Barentsz J O, Choyke P L, et al. PI-RADS Prostate Imaging - Reporting and Data System: 2015, Version 2[J]. European Urology, 2016, 69(1): 16-40.

39. Barentsz J O, Weinreb J C, Verma S, et al. Synopsis of the PI-RADS v2 Guidelines for Multiparametric Prostate Magnetic Resonance Imaging and Recommendations for Use.[J]. European Urology, 2016, 69(1): 41-49.

40. Kattan M W . A preoperative nomogram for disease recurrence following radical prostatectomy for prostate cancer[J]. J Natl Cancer Inst, 1998, 90(10): 766-771.

41. Cooperberg M R, Pasta D J, Elkin E P, et al. The University of California, San Francisco Cancer of the Prostate Risk Assessment Score: A Straightforward and Reliable Preoperative Predictor of Disease Recurrence after Radical Prostatectomy[J]. Journal of Urology, 173, 1938-1942.

42. Xingchen W U, Reinikainen P, Kapanen M, et al. Diffusion-weighted MRI Provides a Useful Biomarker for Evaluation of Radiotherapy Efficacy in Patients with Prostate Cancer[J]. Anticancer Research, 2017, 37(9): 5027.

43. Zhang Y D, Wu C J, Bao M L, et al. MR-based prognostic nomogram for prostate cancer after radical

prostatectomy[J]. Journal of Magnetic Resonance Imaging，2017，45（2）：586-596.

44. Roy C，Foudi F，Charton J，et al. Comparative sensitivities of functional MRI sequences in detection of local recurrence of prostate carcinoma after radical prostatectomy or external-beam radiotherapy[J]. Ajr American Journal of Roentgenology，2013，200（4）：W361-W368.

45. 刘明，郭志. 动态增强 MRI 在评价前列腺肿瘤微血管生成的临床应用 [J]. 国际医学放射学杂志，2012，35：143-146.

第八章

磁共振成像在前列腺癌疗效评估中的应用

第一节 概 述

对于低危前列腺癌患者，可采取积极主动监测，但预计生存时间较长或者主动监测过程中出现进展的患者应采取积极治疗。对于局限于包膜内的临床局限性前列腺癌（T1b～T2期），并且预期生存时间超过10年、无手术禁忌证的患者，首选根治性前列腺切除术或者放射治疗。而对于侵及邻近结构或发生淋巴结、血行转移的晚期（T3、T4期）前列腺癌患者，往往需要联合多种治疗方式进行综合治疗，但患者往往预后不良，几乎所有前列腺癌患者在经过14～30个月内分泌治疗后都会进展为去势抵抗性前列腺癌。

前列腺癌各种疗效的评估通常依据生化标志物前列腺特异性抗原（PSA）、睾酮水平以及一系列代谢化验指标。但是，没有任何一个指标的评估效果是确定的，对于PSA，有20%的前列腺癌患者PSA小于4.0μg/L，而且PSA不能提示局部病变和远处转移肿瘤。

多参数磁共振成像（mpMRI）作为一种无创的检查方法，在前列腺癌治疗后的评估上起着越来越重要的作用。前列腺癌经不同治疗方法治疗后有其各自的影像特征，不同治疗后局部复发征象也不尽相同，如：前列腺癌放疗后最常见的复发部位是原发肿瘤的部位，而前列腺根治术后，复发常出现在膀胱尿道吻合口周围。发现肿瘤复发迹象、选择观察等待或者尽早启动补救治疗是影像评估前列腺癌疗效的挑战和首要任务。MRI越来越多地被应用于评估前列腺癌，其作用得到广泛肯定。然而，MRI在诊断未治疗的前列腺癌方面的优势，在诊断治疗后局部复发时其实并不明显，准确掌握正常治疗后的影像表现以及肿瘤复发的影像征象对于影像科医生来讲至关重要。

第二节　前列腺癌主动监测中磁共振成像评估

主动监测（active surveillance）是指主动监测前列腺癌的进程，在出现肿瘤进展或临床意义时给予治疗。主动监测的适应证包括：预期寿命＞10年、PSA＜10μg/L、Gleason评分≤6分、阳性活检数≤3、每条穿刺标本的肿瘤≤50%的临床T1c～2a前列腺癌等。此外，晚期前列腺癌患者，仅限于因治疗伴随的并发症大于延长生命和改善生活质量的情况，也可采用主动监测。MRI在主动监测中的主要作用是确定是否有影像学进展，包括肿瘤体积和分期，功能成像中动态对比增强（DCE-MRI）、扩散加权成像（DWI）、表观扩散系数（ADC）的影像特征以及前列腺影像报告和数据系统（PI-RADS）评分。依据PI-RADS评分，临床主动监测的前列腺癌的主体部分应该是有临床意义的前列腺癌PI-RADS 3分和PI-RADS 4分，短期（3～6个月）发现PI-RADS评分的变化，PI-RADS 3分变为PI-RADS 4分或PI-RADS 5分，PI-RADS 4分变为PI-RADS 5分，即提示肿瘤有进展。新出现病灶或者出现转移性淋巴结是明显的肿瘤进展的指征。MRI需要特别关注的是前列腺外周带和移行带T_2加权成像（T_2WI）局限性低信号，ADC低信号和/或高b值的DWI高信号（图8-2-1）。

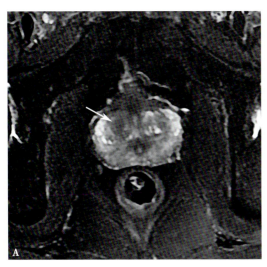 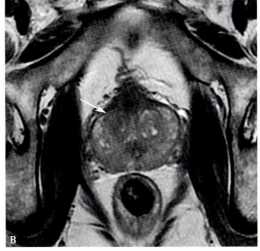

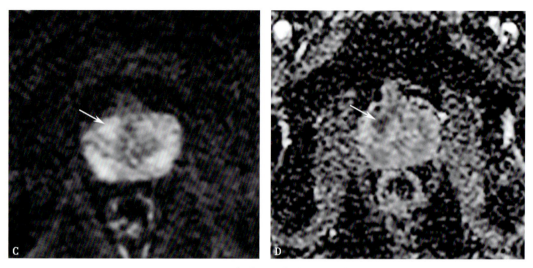

图 8-2-1　主动监测中的前列腺癌

患者男性，65 岁，PSA 升高（9.25μg/L），超声引导下活检阴性，主动监测半年后行 MRI 检查。A. 横断面 T_2WI 脂肪抑制像；B. T_2WI，前列腺右侧移行带局限性低信号；C. 横断面高 b 值（最高 $b=1\,400s/mm^2$）DWI，病变呈高信号，提示扩散受限；D. 横断面 ADC，病变呈局限性低信号

第三节　前列腺癌根治术后磁共振成像评估

前列腺癌根治术（简称根治术）是治疗局限性前列腺癌最有效的方法，手术适应证要综合考虑肿瘤的临床分期、预期寿命和健康状况，主要适应于局限前列腺癌，临床分期多为 T1～T2c 的患者。对于 T3 期的前列腺癌尚有争议，有学者主张对 T2c 和 T3 期前列腺癌给予新辅助治疗后行根治术，可降低切缘阳性率。多项研究统计表明 27%～53% 接受前列腺癌根治术的患者在术后 10 年内发生肿瘤局部复发或远处转移，16%～35% 的患者在治疗后 5 年内需要进一步治疗。

临床上，将血清 PSA 水平连续 2 次≥0.2μg/L 定义为生化复发。对于生化复发的患者，MRI 评估的目的是判断患者是否发生临床复发，评估的内容包括：局部是否出现新发肿瘤组织，区域淋巴结转移（盆腔及腹股沟区）以及远处转移（骨转移及其他器官转移）。

在评估有无临床复发之前，首先要明确前列腺癌根治术后的正常 MRI 表现。在前列腺癌根治术后，膀胱以及提肛肌会下降至原来前列腺的位置，包绕膀胱尿道吻合处的瘢痕组织在 T_1 加权成像（T_1WI）和 T_2WI 呈典型的低信号，在吻合处周围有少量残留的良性前列腺组织时，也可以见到 T_2WI 稍高信号，此为正常表现；接近 20% 的患者有残留的精囊腺；如果手术中做淋巴清扫，也可以出现淋巴管瘤，MRI 表现为薄壁的囊性病灶，T_1WI 为低信号，T_2WI 为高信号；一些患者术后还可能出现脓肿或尿性囊肿等。

前列腺癌根治术后 MRI 探查是否复发时，要特别注意最易发生局部复发的部位，即膀胱尿道吻合处，观察膀胱和/或尿道膜部周围是否有软组织结节，肿瘤复发的特征性 MRI 表现为：T_2WI 呈稍高信号，DWI 呈高信号，ADC 呈低信号（扩散受限），横断面、矢状面和冠状面 T_2WI 有助于确定肿瘤复发的部位（图 8-3-1）。其中，提示肿瘤复发的 T_2WI 稍高 - 高信号软组织结节可以与低信号的瘢痕组织鉴别，大的复发肿瘤可以侵犯邻近盆腔结构，如：提肛肌、膀胱或膀胱颈部、直肠、输尿管以及尿道。

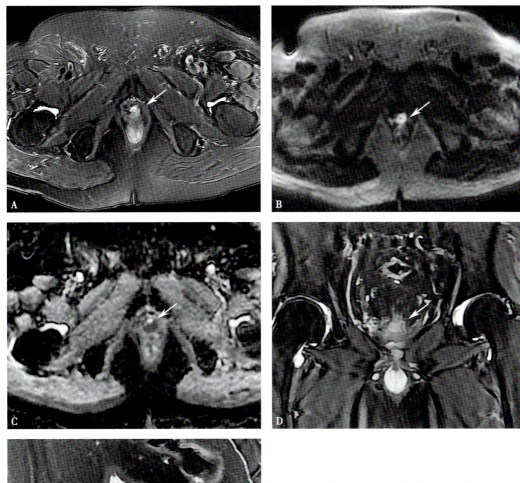

图 8-3-1 前列腺癌根治术后复发

患者男性，76 岁，前列腺癌根治术后 1 年行 MRI 检查。A. 横断面 T_2WI 脂肪抑制，膀胱尿道吻合处软组织小结节，呈稍高信号（白箭）；B. 横断面 DWI，相应部位明显高信号（白箭）；C. 横断面 ADC，相应部位明显低信号（白箭）；D. 冠状面 T_2WI 脂肪抑制，膀胱尿道吻合处稍高信号小结节（白箭）；E. 矢状面 T_2WI 脂肪抑制，膀胱尿道吻合处稍高信号小结节（白箭）

需要强调的是，由于膀胱尿道吻合处信号多变，一些病例尤其是在结节很小的情况下，T_2WI 显示不理想，高 b 值（大于 1 400s/mm^2）DWI 高信号以及 ADC 明确低信号对发现复发病变非常有帮助。此外，DCE-MRI 出现早期强化对发现复发病变也有帮助（图 8-3-2）。

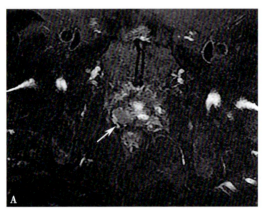 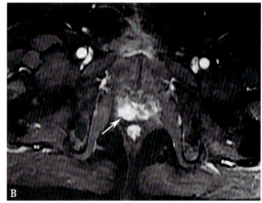

图 8-3-2　前列腺癌根治术后复发

患者男性，65 岁，前列腺癌根治术后 5 个月行 MRI 检查。A. 横断面 T_2WI 脂肪抑制，膀胱尿道吻合处偏右稍低信号小结节；B. 横断面 DCE-MRI，上述病变呈早期明显强化，提示肿瘤复发

第四节　前列腺癌外放射治疗及近距离照射治疗后磁共振成像评估

外放射治疗（external beam radiotherapy，EBRT）是治疗前列腺癌最有效的方法之一，具有疗效好、适应证广、并发症少等优点，适用于各期前列腺癌患者。外放射治疗根据治疗目的分为①根治性放射治疗：主要针对局限性前列腺癌患者（T1～T2N0M0）；②辅助性放射治疗：主要适用于前列腺癌根治术后病理为 T3～T4、精囊受侵、切缘阳性和术后 PSA 持续升高患者；③姑息性放射治疗：缓解晚期或转移性前列腺癌患者的临床症状，改善患者生活质量。

前列腺癌近距离照射治疗（brachy therapy）包括短暂插植治疗和永久粒子种植治疗。永久粒子种植治疗是将放射性粒子植入前列腺内，在提高前列腺局部剂量的同时，减少直肠和膀胱的放射剂量。对于晚期前列腺癌患者采用放射治疗联合内分泌治疗，可显著提高肿瘤控制率和总生存率，疗效优于单纯放疗。

由于放疗会导致前列腺腺体减少并纤维化，MRI 表现为前列腺体积减小，带状结构显示不清，T_2WI 前列腺信号弥漫降低，肿瘤信号与周围正常前列腺组织的对比降低，因此，T₂WI 对前列腺癌放疗后复发的评估作用有限，DWI、ADC、MRS 以及 DCE-MRI 会提供更多的信息。其中 DCE-MRI 一直被用于探查放疗后局部肿瘤复发。临床上，放疗后肿瘤的复发往往出现在原发肿瘤的部位，DCE-MRI 可以发现相对于周围组织局部早期强化，其发现肿瘤复发的敏感性和特异性比单独 T₂WI 都明显增高（70%～74% vs 26%～44%，73%～85% vs 64%～86%）。T₂WI 低信号，DWI 无明确高信号，ADC 无明确低信号（无局限性扩散受限），DCE-MRI 曲线呈缓慢上升、平台型或无明显强化，通常提示正常治疗后改变（图 8-4-1），说明治疗有效。

此外，放疗后，T₂WI 可显示前列腺邻近组织器官的改变，包括：膀胱和/或直肠壁高信号、直肠筋膜增厚、盆腔内及盆壁肌肉、肌间隙高信号，提示放疗导致的水肿；T₁WI 还可以显示盆腔骨髓信号增高，提示放疗后骨髓的脂肪替代，这种表现有时需与肿瘤侵犯和转移性病变相鉴别。进而，如果在治疗前肿瘤的部位见到 T₂WI 低信号，或者结节状更低信号（在前列腺弥漫低信号的背景下），合并局限性 DWI 高信号，ADC 明确低信号，相

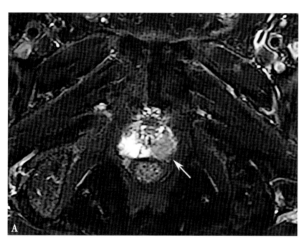
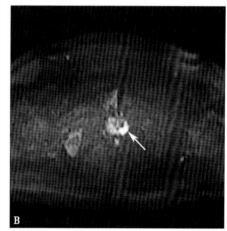
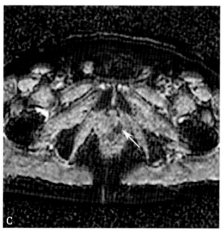
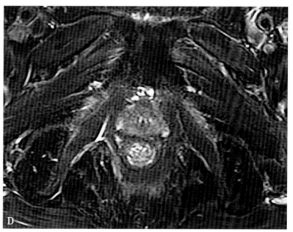

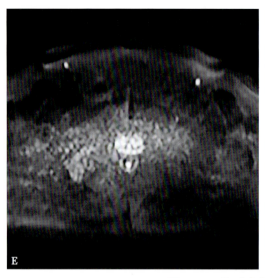
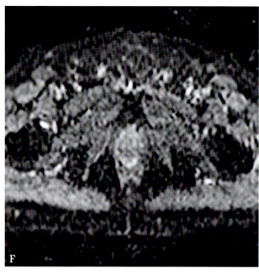

图 8-4-1 前列腺癌放射治疗前后 MRI

A. 放疗前横断面 T_2WI 脂肪抑制,前列腺尖部左侧外周带 3~6 点低信号(白箭),右侧外周带呈高信号;B. 放疗前横断面 DWI;C. 放疗前横断面 ADC,左侧外周带 DWI 呈局限性高信号,ADC 呈低信号,提示扩散受限,MRI 提示尖部左侧外周带前列腺癌。同一患者放疗 1 年后复查 MRI,D. 放疗后横断面 T_2WI 脂肪抑制,前列腺体积减小,前列腺信号弥漫降低,原右侧外周带正常高信号消失,未见明确局限性病变,同时可见盆底软组织弥漫性信号增高,提示放疗后水肿改变;E. 放疗后横断面 DWI,前列腺未见异常局限性高信号;F. 放疗后横断面 ADC,ADC 未见异常低信号,MRI 提示前列腺癌放疗后改变,未见肿瘤复发征象

应部位 DCE-MRI 曲线呈速升速降型,则提示肿瘤残留或复发。需要强调的是,由于放疗后肿瘤复发常常出现在原发肿瘤的部位,前列腺癌放疗后 MRI 评估要重点关注该部位的信号变化以及周围是否有新病灶(图 8-4-2)。

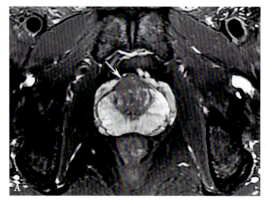
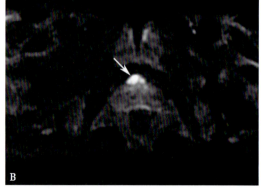

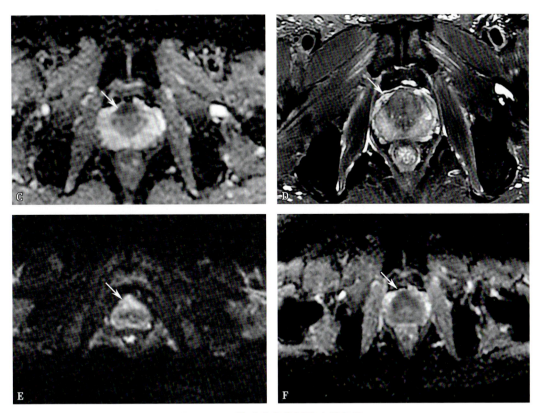

图 8-4-2　前列腺癌放射治疗后复发

A. 放疗前横断面 T_2WI 脂肪抑制,前列腺移行带 11～12 点处低信号病变(白箭),边界清楚;B. 放疗前横断面 DWI;C. 放疗前横断面 ADC,病变于 DWI 呈明显高信号(白箭),ADC 呈明显低信号(白箭),提示移行带前列腺癌。同一患者放疗 1 年后复查 MRI,D. 放疗后横断面 T_2WI 脂肪抑制;E. 放疗后横断面 DWI;F. 放疗后横断面 ADC,T_2WI 示前列腺体积减小,信号弥漫性降低,原肿瘤部位低信号与周围组织的边界不清,信号对比降低,相应部位 DWI 呈稍高信号,ADC 呈稍低信号(白箭),提示肿瘤复发可能,之后由活检证实

第五节　前列腺癌内分泌治疗后磁共振成像评估

内分泌治疗是目前晚期前列腺癌的主要治疗方法。前列腺癌生长需要雄性激素或者睾酮并由前列腺正常或癌细胞的受体激活。内分泌治疗的目的就是降低体内雄性激素浓度、抑制肾上腺来源雄激素的合成、抑制睾酮转化为双氢睾酮或阻断雄激素与其受体的结合,以抑制或控制前列腺癌细胞的生长。内分泌治疗包括去势和抗雄(阻断雄激素与其受体的结合)治疗。临床上,内分泌治疗可以单独应用也常常与其他治疗联合使用以期达到最佳治疗效果。其中根治术前新辅助内分泌治疗就是在根治性前列腺切除术前,对前列腺癌患者进行一定时间的内分泌治疗,目的是缩小肿瘤体积、降低临床分期、降低

前列腺切缘肿瘤阳性率,进而提高生存率。内分泌治疗的效果评估是基于包括PSA在内的生化指标,但是任何一个指标既不能确定是否有肿瘤的存在,也不能揭示局部复发或远处转移,而且,大多数患者起初都对去势或联合雄激素阻断治疗有效,但经过一段时间以后(中位时间14~30个月),几乎所有患者病变都将逐渐发展为去势抵抗性前列腺癌。

MRI在前列腺癌内分泌疗效的评估以及发现肿瘤复发中起着越来越重要的作用。前列腺癌内分泌治疗后的MRI表现与放射治疗后改变有相似处,但是没有放射治疗导致的邻近组织的改变。内分泌治疗后MRI表现依治疗方案(单独一种治疗或者联合多种治疗)以及治疗时间长短而不同,MRI评估内容包括形态、信号以及代谢的改变(图8-5-1)。有效的内分泌治疗后改变为T_2WI均匀低信号,前列腺全部代谢产物(胆碱、肌酐、枸橼酸盐)大幅度减少,导致没有磁共振波谱(magnetic resonance spectroscopy,MRS)可以观察

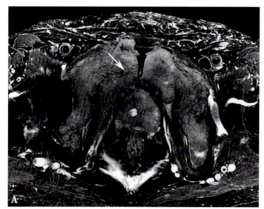
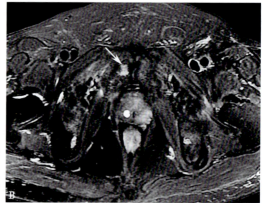
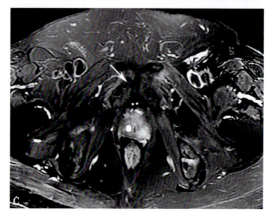

图8-5-1　前列腺癌内分泌治疗前后MRI

患者男性,77岁,前列腺癌(T4期)。A. 治疗前横断面T_2WI脂肪抑制,前列腺癌突破包膜(箭),广泛骨转移呈膨胀性生长;B. 内分泌治疗5个月后横断面T_2WI脂肪抑制,前列腺体积明显缩小,大部分骨转移病灶呈硬化性改变,表现为低信号,并且恢复正常形态;C. 内分泌治疗12个月后横断面T_2WI脂肪抑制,前列腺体积缩小,骨转移病灶进一步硬化,B图中右侧耻骨T_2WI高信号病变(箭)在C图中表现为低信号(箭),提示内分泌治疗后的硬化改变

到的代谢物质(完全代谢萎缩)。此外,内分泌治疗后,前列腺体积减小,外周带体积减少比移行带更明显;同时,精囊腺体积也减小,在 T_2WI 上信号降低。治疗过程中或治疗结束后,PSA 水平持续升高,局部出现新的异常信号影以及 MRS 显示胆碱水平升高,即提示肿瘤内分泌治疗抵抗或复发可能,通常需要临床干预,进一步调整方案。

(李飒英)

参 考 文 献

1. Polascik T J, Oesterling J E, Partin A W. Prostate specific antigen: a decade of discovery-what we have learned and where we are going. J Urol, 1999, 162(2): 293-306.

2. Moul J W. Prostate specific antigen only progression of prostate cancer. J Urol, 2000, 163(6): 1632-1642.

3. Grossfeld G D, Stier D M, Flanders S C, et al. Use of second treatment following definitive local therapy for prostate cancer: data from the caPSURE database. J Urol, 1998, 160(4): 1398-1404.

4. Lu-Yao G L, Potosky A L, Albertsen P C, et al. Follow-up prostate cancer treatments after radical prostatectomy: a population-based study. J Natl Cancer Inst, 1996, 88(3-4): 166-173.

5. Bott S R. Management of recurrent disease after radical prostatectomy. Prostate Cancer Prostatic Dis, 2004, 7(3): 211-216.

6. Patel P, Mathew M S, Trilisky I, et al. Multiparametric MR Imaging of the Prostate after Treatment of Prostate Cancer. Radiographics, 2018, 38(2): 437-449.

7. Chodak G W, Thisted R A, Gerber G S, et al. Results of conservative management of clinically localized prostate cancer. N Engl J Med, 1994, 330(4): 242-248.

8. Steinberg G D, Bales G T, Brendler C B. An analysis of watchful waiting for clinically localized prostate cancer. J Urol, 1998, 159(5): 1431-1436.

9. Brasso K, Friis S, Juel K, et al. Mortality of patients with clinically localized prostate cancer treated with observation for 10 years or longer: a population based registry study. J Urol, 1999, 161(2): 524-528.

10. Johansson J E, Andren O, Andersson S O, et al. Natural history of early, localized prostate cancer. JAMA, 2004, 291(22): 2713-2719.

11. Bill-Axelson A, Holmberg L, Ruutu M, et al. Radical prostatectomy versus watchful waiting in early prostate cancer. N Engl J Med, 2005, 352(19): 1977-1984.

12. 吴阶平. 吴阶平泌尿外科学. 第2版. 济南: 山东科学技术出版社, 2004.

13. Barrett T, Haider M A. The Emerging Role of MRI in Prostate Cancer Active Surveillance and Ongoing Challenges. AJR Am J Roentgenol, 2017, 208(1): 131-139.

14. Kim A Y, Kim C K, Park S Y, et al. Diffusion-weighted imaging to evaluate for changes from androgen deprivation therapy in prostate cancer. AJR Am J Roentgenol, 2014, 203(6): W645-W650.

15. Vargas H A, Wassberg C, Akin O, et al. MR imaging of treated prostate cancer. Radiology, 2012, 262(1): 26-42.

16. Patel P, Oto A. Magnetic Resonance Imaging of the Prostate, Including Pre- and Postinterventions. Semin Intervent Radiol, 2016, 33(3): 186-195.

17. Cirillo S, Petracchini M, Scotti L, et al. Endorectal magnetic resonance imaging at 1.5 Tesla to assess local recurrence following radical prostatectomy using T2-weighted and contrast-enhanced imaging. Eur Radiol, 2009, 19(3): 761-769.

18. Sugimura K, Carrington B M, Quivey J M, et al. Postirradiation changes in the pelvis: assessment with MR imaging. Radiology, 1990, 175(3): 805-813.

19. Sella T, Schwartz L H, Swindle P W, et al. Suspected local recurrence after radical prostatectomy: endorectal coil MR imaging. Radiology, 2004, 231(2): 379-385.

20. Haider M A, Chung P, Sweet J, et al. Dynamic contrast-enhanced magnetic resonance imaging for localization of recurrent prostate cancer after external beam radiotherapy. Int J Radiat Oncol Biol Phys, 2008, 70(2): 425-430.

登录中华临床影像库步骤

▎公众号登录 >>

扫描二维码
关注"临床影像库"公众号

点击"影像库"菜单
进入中华临床影像库首页

临床影像库
中华临床影像库内容涵盖国内近百家大型三甲医院临床影像诊断中所能见...
7位朋友关注

关注公众号

影像库

▎网站登录 >>

输入网址 medbooks.ipmph.com/yx
进入中华临床影像库首页

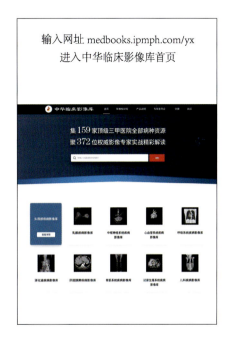

进入中华临床影像库首页

注册或登录

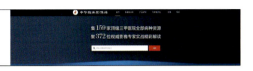

PC 端点击首页"兑换"按钮
移动端在首页菜单中选择"兑换"按钮

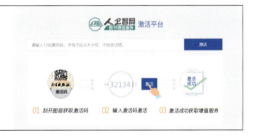

输入兑换码,点击"激活"按钮
开通中华临床影像库的使用权限